바울과
이제마의
만남

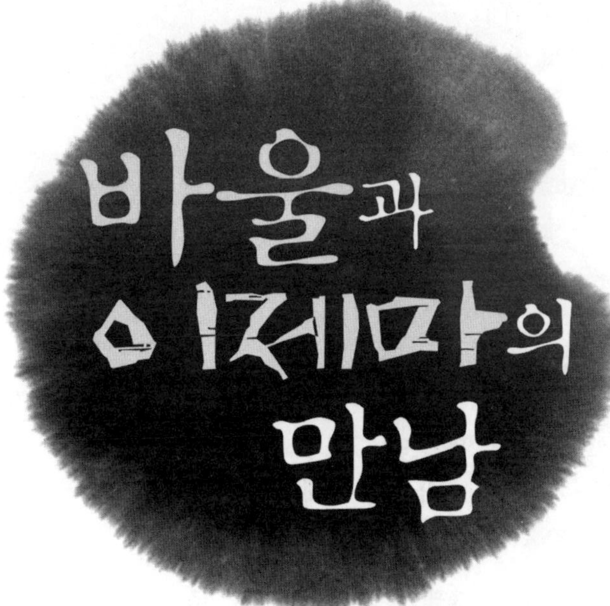

바울과 이제마의 만남

임 병 식 지음

가리온

바울과 이제마의 만남

초판 1쇄 인쇄 · 2002. 12. 10
초판 1쇄 발행 · 2002. 12. 15

지은이 · 임병식 / 펴낸이 · 양우식 / 펴낸곳 · 가리온

서울특별시 금천구 독산동 1000-7
전화 · (대)892-7246 / 팩스 · 892-7247
등록 · 제 17-152 호 / 1993. 4. 9.

총판 ; (주)두란노
서울특별시 용산구 서빙고동 95
전화02)749-1059 팩시밀리080-749-3705

ISBN 89-8012-042-7 03510
* 잘못된 책은 바꾸어 드립니다.

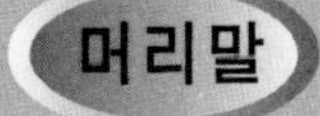

"너희 몸을 하나님이 기뻐하시는 거룩한 산 제사로 드리라 이는 너희의 드릴 영적 예배니라"

바울이 외친 이 한마디는 기독교의 모든 진리를 내함한 가장 아름다운 말씀 중의 하나라고 생각합니다. 또한 현대인의 신앙 형태가 삶의 실천적인 윤리관 대신 영적인 신앙 생활을 강조하여 자칫 삶의 현실을 사변이성으로 도피할 수 있는 위험성을 제고하여 신앙과 삶이 아름다운 조화를 이룰 수 있도록 우리들에게 제시한 말씀이라 생각합니다.

이 말씀은 "네 몸이 성전이다"라는 인식에서 출발하여 몸에서 나타나는 삶의 실천이 전통 율법주의적인 형식적 규례와 바리새인과 같은 위선적인 행위와는 다른, 마음을 새롭게 하고 변화를 받아 하나님의 선하시고 온전한 뜻을 분별하여 거듭나는 삶의 행위가 바로 산 제사와 영적 예배가 되어지는 것을 말하고 있습니다.

바울에게 있어서 산 제사와 영적 예배는 현실이라는 구체적인 몸의 실천을 떠나지 않습니다.

인간의 몸을 통해 드러나는 하나님의 모습이 제일 아름답습니다.
그래서 예수님은 우리 인간의 몸을 빌려 하나님의 모습을 온전히
드러내셨습니다.
그리고 예수님은 우리에게 당신의 삶을 온전히 따를 것을 요구합
니다.
곧 제자의 삶입니다.

"사람의 이목비구(耳目鼻口)가 선(善)을 좋아하는 것은 성인(聖
人)이 중인(衆人)보다 더 나음이 없고 사람의 폐비간신(肺脾肝腎)
이 악을 미워하는 것 또한 중인이 성인보다 조금도 못한 것이 없으
니 사람마다 누구나 성인이 될 수 있는 것은 이 때문이다"

우리 몸이 성인의 장부와 동일하다는 인식하에 우리 몸을 온전히
실천함으로 성인의 삶에 도달할 수 있다고 본 조선의 한의학자가 있
었습니다. 그 분이 바로 사상의학의 창시자 이제마입니다.

바울과 이제마는 우리 몸을 성전과 성인의 장부로 각각 이름했습
니다.
" 네 몸이 성전이다 "와 "중인의 몸이 성인의 장부와 동일하다"
라고 말씀한 이 두 분의 외침은 인류역사상 가장 빛나는 말씀일 것
입니다.

유대교와 헬라인이 선호하는 이적과 지혜의 사변이성, 그리고 이
조 오백 년의 성(性)과 정(情)의 이분법적인 논리 속에서 현실을 외
면한 사변이성의 타락을 이제는 상식적인 현실의 차원으로 즉, 몸이

바로 성전이며 성인의 장부라고 이름하여 우리 몸을 육신의 '죄성'에서 성전으로 끌어 올리고 사변이성에서 생물학적인 현실의 차원으로 끌어내려 실천적인 삶을 강조한 데에 두 분의 위대성이 있습니다.

　이 두 분의 외침으로 그동안 인간의 몸밖에 두었던 하나님의 신성이 이제 몸 속으로 들어 왔습니다.
　내 몸 속에 있는 하나님의 신성을 잘 발현하여 마음을 새롭게하고 성정(性情)을 잘 부려 우리 장부의 호선지심(好善之心)하는 생리력을 온전히 발현하는 사람, 그를 우리는 성인이라 이름합니다.

　이제 그 성인은 다름 아닌 이 땅을 살아가는 바로 저와 여러분이 되어야 할 것입니다.

들어가는 짧은 생각 (旨略)

성경의 많은 인물 중에서 필자에게 가장 많은 의문과 갈등 그리고 회의, 의심을 주신 분이 바로 바울 선생이며 또한 제일 많이 감동을 주고 은혜를 주신 분도 바울 선생이다.

회심하기 전의 바울 선생의 삶과 별반 다를 바 없는 삶을 살아가고 있기 때문일까, 바울의 삶에 대한 필자의 감회는 각별하다.

필자는 대학에서 국문학과 미학을, 대학원에서 신학과 동양철학을 공부하였지만 충족되지 않은 지적 갈증과 욕구는 계속해서 한의학을 공부하게 했고 이것이 인연이 되어 지금은 한의학도들을 가르치는 선생을 하고 있다.

세상지식과 경험을 보면 많은 사람들이 가지고 있는 것과 별반 다를 바 없지만 이 지식과 경험이 개인의 욕구와 안위로 사용되어지는 자신을 발견할 때면 다메섹에서 회심하기 전의 바울의 삶과 하나도 다르지 않은 듯하다.

어느덧 세상의 지식 가운데 교만이 싹트고 그 교만 안에 사치심과 업신여김이 자리할 때 자신의 모습은 자괴감에서 벗어나지 못한 것을 느꼈다. 그러나 선한 방법과 계획에 따라 내 안에 숨겨진 하나님의 희미한 흔적을 발견하고 그것을 들어 쓰시는 하나님의 은혜에 감사할 따름이다.

하지만 여전히 내 안에 악독이 남아 세상 법을 즐기고 따라가는 옛 습성이 남아 있으니, "오호라 나는 곤고한 자로다"라고 가슴을 친 바울 선생의 심정이 어느 누구보다도 절절히 가슴에 와 닿는다.

한 몸에서 하나는 육신의 법을, 하나는 하나님의 법을 따라가는 두 지체의 갈등하는 법이 내 안에 있으니 오죽 곤고한 사람이겠는가.

이러한 필자의 삶이 바울 선생이 살았던 삶의 모습과 일면 비슷하여, 자연 바울 선생의 말씀과 그 말씀에서 우러나오는 선생의 느낌과 울림, 떨림이 나의 온몸 감각을 통해 전율처럼 스며드는 것을 막을 수가 없다.

바울 선생은 유대교의 전통적인 교육과 율법을 철저히 몸에 배우고 익힌 분으로서, 사고의 이중적 갈등에서 고민하다 그리스도로 인하여 삶이 완전히 바뀌신 분이다.

우리 몸이 성전이라는 것과 내 몸이 온전한 그리스도의 삶을 삶으로써 몸으로 산 제사와 예배가 드려지는 것을 말씀하면서, 그 말씀에 따라 자신의 삶을 온전히 실천하신 분이었다.

몸이 갖고 있는 한계를 알기 때문에 그 한계를 부단히 깨트리고 새롭게 거듭나는 구체적인 삶의 모습을 우리에게 실천적으로 보여 주셨던 것이다.

오늘 우리가 안고 있는 많은 문제와 갈등이 바울 선생을 통해 위로 받고 힘을 얻는 이유는 그 때문이다.

시대나 문화, 종교와 신앙은 완전히 달랐지만 이러한 바울 선생의 삶과 다름없는 삶을 살다간 또 다른 사람이 있으니 다름 아닌 사상의학의 창시자인 이제마 선생이다.

이제마 선생은 엄격히 말하면 유학자이면서 의사였다.
유학에서 말하는 사단(四端)과 칠정론(七情論)의 성(性)과 정(情)은 기독교에서 말하는 하나님의 법과 육의 법으로 해석될 수 있다.
헬레니즘과 헤브라이즘의 이분법적인 전통의 영향을 받은 기독교의 이분법적인 인식관은 하나님의 법과 육신의 법 사이에서 갈등한 바울의 초기 사상에서 엿볼 수 있다.
조선의 유학 역시 주자학의 이분법적인 영향으로, 인간이 하늘로부터 타고난 성리(性理)와 이 성리를 나타내고 실천해야 될 인간의 정리(情理) 사이에서 갈등의 질곡을 벗어나지 못한 역사였다.

이러한 이분법적인 인식의 갈등과 질곡을 이제마 선생은 성정(性情)이 따로 분리되어 있는 것이 아니라 내 몸 안에 갖추어져 있는 것으로 보고, 그 성정의 발현을 삶의 윤리적 실천을 통해 온전히 발현될 수 있다는 것을 주장하였다.
성인과 소인의 차이가 하늘로부터 따로 정해진 것이 아니라 내 몸 안에 갖추어진 장부의 호선지심(好善之心)과 오오지심(惡惡之心)을 잘 발현하고 실천하면 누구나 성인이 될 수 있다는 말씀으로서, 또한 그 말씀을 온전히 실천하신 분이 이제마 선생이었다.

바울 선생과 이제마 선생의 공통점은 자신이 지니고 있는 몸의 한계점을 철저히 깨달아 그 한계를 초극하려고 부단히 노력하고, 온전히 성인의 삶을 살고자 노력했던 지극히 인간적이고도 인간적인 분들이었다는 사실이다.

　이제 바울 선생과 이제마 선생은 만나야 한다.
　육을 죄성의 근원으로 생각했던 바울 선생의 몸관의 한계는 이제
마 선생에게서 그 죄짐의 한계를 벗어 버려야 하며, 호선지심(好善
之心)과 오오지심(惡惡之心) 그리고 호오지심(好惡之心)을 결정하
는 마음의 문제는 몸의 생리의 한계를 벗어나지 못한다고 본 이제마
선생의 심관의 한계는 바울 선생에게서 찾아 그 한계를 벗어나야 할
것이다.
　이 두 분의 단점을 극복하고 장점을 합한 분이 예수님이시다. 예
수님의 메시지는 바울 선생의 삶과 서신에서 찾아볼 수 있으며, 완
전한 몸으로 사시고 부활하신 예수님의 흔적은 이제마 선생이 제시
한 몸론, 즉 성명론에서 찾아볼 수 있다.

　바울과 이제마 선생이 말씀하고 살아간 삶의 여정을 살피고 이들
이 제시한 말씀들을 삶의 실천에 옮길 때 어느덧 우리들의 영혼은
황혼 지는 저녁 들풀처럼 붉게 물들어 갈 것이다.

　이들은 모두 돌아가셨다. 우리에게 남아 있는 것은 이들이 살다
간 삶의 흔적뿐이다. 물론 이들의 삶의 흔적이 우리들의 삶을 대신
해줄 수는 없다.
　우리는 이들이 바라보았던 진리와 그리고 이들이 추구했던 성인
의 삶을 이해하고 이들이 가졌던 삶과 동일한 성인의 삶을 살아 온
전한 그리스도의 편지로서의 실천적인 삶을 살아야 한다.
　그리고 그 삶의 주체는 바로 나라는 객체가 실려 있는, 몸이라는
장부 생리의 발현을 통해서만 가능하다는 것을 알아야 한다.

차 례

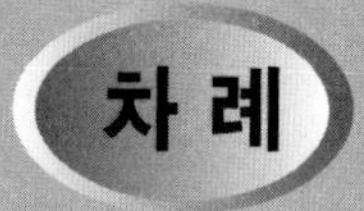

제 5 장 부문별 체질의 특성 / 211

부 록 편 / 241

제 1 장

몸의 생성

1 창조의 원리

창조된 몸

우리 몸은 어떻게 창조되었을까?

인간을 창조하신 과정을 살펴보면 하나님은 참으로 합리적인 분이라는 것을 다시 한 번 깨닫게 된다.

천지를 창조하실 때 하나님은 첫째 날부터 다섯째 날까지는 빛과 어둠과 하늘과 땅의 모든 것을 만드시고, 마지막 여섯째 날에 인간을 만드셨다. 즉, 인간이 살아갈 수 있는 충분한 조건과 환경을 미리 준비한 다음에, 온 땅과 땅에 기는 모든 것을 다스릴 사람을 만드신 것이다.

그리고 창조의 방법을 보면, 사람을 제외한 모든 창조물은 '가라사대'라는 하나님의 말, 즉 하나님의 말씀으로 창조하였으나 사람만큼은 말씀으로 창조하지 않고 하나님의 형상대로 만들되, 땅에 있는

흙과 하나님의 생기로 창조의 재료로 삼았다. 그리고 하나님의 형상
으로 만들되 흙과 생기를 소재로 만들어 이 둘이 만났을 때 비로소
생령이 되었다고 말한다.

　여기서 생령이란 살아 있는 존재(living being), 곧 우리의 '몸'
을 말한다. 따라서 몸은 흙과 생기가 결합되고 그 결합이 하나님의
형상(모습)으로 갖추었을 때 살아 있는 존재가 된다. 이는 몸이 흙
과 생기, 하나님의 형상 중 어느 한 가지라도 빠지게 된다면 살아
있는 몸이 안 된다는 뜻과 같다.

　우리가 몸이라고 말할 때는 살아 있는 존재를 말한다. 그리고 살
아 있음이란 하나님의 모습을 띠고 하나님과 동일한 생기로 호흡하
는 것을 말한다.

　따라서 창조된 우리의 몸은 거룩하다.

　하나님은 우리에게 다음과 같이 말씀하고 계신다.

"나는 거룩한 하나님이니 너희도 거룩하라"

"너희 몸은 거룩한 성전이니라"

　우리의 몸은 거룩한 성전이다.

　거룩한 성전에는 하나님이 계신다.

　따라서 우리는 우리의 몸을 항상 성결하게 할 의무가 있다. 이것
은 하나님의 명령이다.

　하나님이 우리에게 명하신 가장 중요한 계명은 하나님을 사랑하
는 것과 이웃을 사랑하는 것인데, 그 사랑하는 방법이 내 몸을 사랑
함 같이 하라고 하였다. 즉, 내 몸 사랑함이 이웃을 사랑하는 조건
이 된다.

　내 몸 사랑함은 내 몸을 성결하게 함이며 거룩하게 하는 것이다.

　성결하게 함과 거룩하게 함은 내 몸 안에 있는 하나님의 모습을

잘 드러내는 삶의 실천을 말한다.

삶의 현장에서 실천이 없는 성결과 거룩은 무의미하다. 성결과 거룩의 주체는 바로 몸이 하는 것이다.

몸은 이미 하나님의 거룩한 형상과 생기로 만들어졌기 때문에 성결과 거룩을 행할 수밖에 없는 존재이다. 그런데 우리는 몸이 요구하고 원하는 것을 행하지 않고 이 세상의 법과 제도와 관습, 규범, 가치관에 의해 왜곡된 이성적 판단과 자아와 에고에 기초한 자기 중심적인 행동을 하게 된다.

모든 병의 근원은 여기에서 출발한다. 즉, 내 몸에 깃들어 있는 하나님의 신성과 자기 중심적인 에고와 잘못된 이성적 판단의 기능 사이에서 갈등을 일으키고 분열되어 하나님이 창조한 성결과 거룩에서 점점 멀리 떨어져 있을 때 질병이 생기게 되는 것이다.

갈등은 모든 것이 하나가 되지 못하고 분리하는 데서 생긴다. 몸의 욕구와 자아의 욕구와의 분리가 곧 갈등이다.

자아는 에고라는 이기심의 욕(慾)에 근거한다. 신생대의 샘물 맛나는 에덴 동산을 마음껏 뛰놀던 아담과 이브의 마음속에 어느덧 자리잡은 것이 바로 에고를 중심한 욕(慾)이었다. 사단의 유혹에 넘어가 눈이 밝아지고 지혜롭게 되기를 원한 것이다.

눈이 밝아지고 지혜롭게 되기 원하는 것은 죄가 아니다. 오히려 눈이 밝아지고 지혜롭게 되고자 하는 것은 몸이 요구하는 생리적인 욕(欲)의 반응일 뿐이다. 문제는 눈이 밝아지고 지혜롭게 되고자 하는 마음을 넘어서 하나님과 같이 되고자 하는 과욕(過慾)이 문제였고, 그것이 바로 욕(慾)이며 죄이다.

하나님의 욕(欲), 인간의 욕(慾)

욕은 두 가지로 나누어 볼 수 있다. 하나는 욕심을 말할 때 쓰는 욕(慾)과 또 하나는 이기적인 마음이 개입되지 않은 자연의 생리현상인 욕(欲)이다. 자아와 에고는 전자의 욕(慾)이며, 하나님이 우리에게 생명을 불어넣어 주셨을 때 기뻐하는 하나님의 성품은 후자의 욕(欲)이다.

욕(欲)은 내 몸이 요구하는 하나님의 성품이다. 하나님은 첫째 날부터 여섯째 날까지 천지를 창조하실 때마다 그 창조하신 것을 보고 항상 "보시기에 심히 좋았더라"라고 말씀하셨다. 얼마나 좋았으면 매일 보시기에 심히 좋았더라고 말씀하셨을까. 그리고 일곱째 날에는 모든 일을 마치시고 모든 일로부터 완전히 안식하셨다고 한다.(영어 성경에는 이를 he rested from all his work.이라고 표현했다)

여기서 "보시기에 심히 좋았더라"와 "안식하셨다"는 말씀은 욕에 근거한 몸의 작용이다. 즉, 하나님의 욕(欲)은 창조의 원동력이었던 것이다.

만약 몸이 없다면 이런 느낌이나 말씀은 있을 수가 없을 것이다.

본다는 것은 눈의 작용이며 좋았다는 것은 눈을 통해 감각되어지는 느낌이 몸 전체에 전달될 때 느껴지는 몸의 쾌감을 말한다. 또한 안식하셨다는 말은 몸의 생리가 일정한 한계가 있다는 말이며, 이 한계는 바로 피로를 전제로 한다.

피로와 안식 그리고 죄

피로가 없는 안식은 있을 수가 없다.

안식은 피로를 전제로 하기 때문에, 피로하지 않는데 안식한다면 그것은 '죄'가 될 것이다. 우리 몸의 피로는 주어진 일을 열심히 하고 그 일을 끝냈을 때 찾아오는 느낌이다.

따라서 피로는 안식을 통해 새로운 기운을 충전 받아 또다시 하나님이 명한 일을 열심히 할 수 있도록 하기 위한 하나님의 사역의 한 방법이다.

피로는 하나님의 사역을 완성하기 위한 진취적인 몸의 반응이다. 때문에 잘 차린 음식과 보약으로써 내 몸의 피로를 없애려고 한다면 그것은 몸에 대한 결례뿐만 아니라 하나님의 뜻에도 어긋나는 일일 것이다.

몸에 대한 최고의 대우는 안식이다. 피로한 몸은 안식을 좋아한다. 따라서 몸이 피로하지 않는데 안식하는 사람이나 몸이 피로한데도 안식하지 않는 사람은 모두 몸에 대해 죄를 짓는 것이다. 그 죄의 대가가 바로 병이다.

타 락

피로와 이성

피로의 생리적 현상은 에너지의 재충전을 요구하는 일종의 욕구이다. 그리고 이 욕구는 모든 일을 추진해 나가는 창조적인 이성의 작용이기도 하다.

만약 우리 몸에 피로가 겹쳐 에너지가 탈진된다면 하나님이 명령한, 생육하고 번성하여 땅을 정복하고 다스릴 수 있는 힘과 에너지인 이성도 생기지 않을 것이다.

몸이 피로하면 하나님의 명령을 수행할 수 없다. 그런 의미에서는 피로는 하나님에게 죄가 된다. 여기에서 말하는 죄란 윤리적인 의미보다는 우리 몸에 가해지는 생리적인 폭력, 즉 피로가 쌓이는 것을 의미한다.

피로는 우리 몸이 처음 가졌던 건강하고 균형 있는 상태로 되돌아가고자 하는 내 몸의 정직한 신호이다. 곧 휴식을 취하라는 신호,

곧 안식을 말한다. 안식은 다음 날의 창조적인 일을 수행하기 위한 또 다른 사역으로 이해하면 된다.

몸이 피로를 느끼는데 안식하지 않으면 이성은 방향을 잃고 맹목적이 되어 버린다. 이성은 몸이 충만할 때 나타나는 몸의 정신적인 반응이며, 지혜의 일부이다.

누적된 몸의 피로는 이성 대신 우상을 만들어 낸다.

이 말은 이성은 건강한 육체에서 나타나는 반응이며 반대로 우상은 피로가 만들어 내는 역기능을 말한다.

건강을 잃은 사람은 건강을 찾고자 하는 면에서는 상식을 벗어난 행동을 하게 된다. 곧 건강이 우상이 되는 셈이다. 모두 알다시피 우상은 믿음과 반대의 위치에 있는 말이다. 따라서 믿음은 이성과 동질관계에 있다. 곧 진정한 믿음은 건강한 마음에서 나오는 이성에 기초한 것이다.

이런 의미에서 피로는 우상을 낳는 근원이기도 하다. 몸이 피로하면 이성은 맹목적이 되고, 몸은 둔감하게 되며, 하늘을 향하는 상향(上向)의 에너지인 믿음은 왜곡되기 시작한다.

이성은 건강한 몸의 다른 형태이며, 몸이 지닌 지혜의 일부이다. 그러나 몸이 피로하면 이성과 믿음은 우상이 되어 버린다.

피로는 믿음의 적이며, 우리 몸에 가해지는 폭력이며 죄이다. 몸이 피로할 때 이성은 떠난다. 믿음도 떠나고 신(神)도 떠난다. 우리 몸은 입벌린 무덤이 될 수밖에 없다.

우리 몸은 성전이다. 내 몸에는 신이 깃들어 있다. 내 몸에 깃들어 있는 신성(神性)을 잘 발현하여 건강한 문명사회를 이루어 가는 자를 우리는 성인이라 이름한다.

"여호와 하나님이 그 사람에게 명하여 가라사대 동산 각종 나무의
실과는 네가 임의로 먹되 선악을 알게 하는 나무의 실과는 먹지
말라 네가 먹는 날에는 정녕 죽으리라 하시니라"

(창세기 2장 16-17절)

하나님이 인간에게 최초로 명령하신 내용은 임의로 먹을 수 있는
것과 먹을 수 없는 것이었다. 또한 인간의 최초의 죄악도 먹지 말라
고 명령한 것을 어기고 그것을 먹는 것에서 출발한다.

먹는다는 것은 무엇일까? 인류의 죄는 왜 먹는 것에서부터 시작
된 것일까?

먹는다는 것은 욕구충족의 생리적인 현상이다. 모든 생명계는 '먹
는다'는 생리적 대사로 생명을 움직이고 유지한다. 그 먹는 대사과
정은 동식물계에 모두 다르게 나타나지만 에너지가 섭취되고 배출
되는 순환 과정으로서의 '먹는다'는 조건을 벗어날 수 없는 것이 생
명계의 법칙이다.

보다 근원적이고 거시적으로 본다면 '먹는다'는 생물학적인 행위
는 모든 동식물계들이 서로 유기적인 관계를 가지며 소통하는 채널
의 과정이라고 볼 수 있다.

오늘 나를 나답게 하고 생명을 유지하고 기른 것은 내 힘이 아니
다. 이름 없이, 빛도 없이 스스로 자라다가 스스로 스러지는 이 땅
의 풀뿌리를 섭취하고 하늘을 호흡하여 에너지를 섭취, 배출한 대사
작용에 기인한 것이다.

모든 생명계는 그 계(係)에 적합한 생존방식이 있다. 그 생존방식은 오랜 세월과 시행착오를 거쳐 형성된 것으로 자신의 생명과 종족을 유지, 보존하고자 하는 방식으로 진화되었다. 만약 자신에게 적합한 환경과 생존방식에서 벗어난다면 그 계는 존립할 수 없을 것이다.

거대한 공룡과 바퀴벌레는 생존연대가 비슷하다. 그러나 바퀴벌레는 오늘날에도 우리의 안방을 넘나들며 새끼들을 번성시키고 있지만 공룡은 이 지구상에서 없어진 지 오래이다. 결국 자신에게 적합한 환경과 생존방식에서 벗어났을 때 그 계는 존립할 수 없는 것을 보여 주는 사례일 것이다.

하나님은 우리를 창조하시고 생명을 낼 때, 먼저 우리의 생명이 유지되고 살아갈 수 있도록 가장 적합한 환경과 생존방식을 설정하여 주셨다. 그 환경과 생존방식을 잘 지켜 나간다면 우리의 생명은 지금보다 오래, 영원히 살 수 있을 것이다. 그러나 하나님이 주신 그 자연환경과 생존방식에서 이탈한다면 공룡이 멸절한 것처럼 인간도 에덴의 동산인 이 땅에서 존립할 수 없을 것이다.

하나님이 우리에게 허용한 가장 적합한 환경이 어떤 것인지는 하나님의 창조 사역인 첫째 날부터 다섯째 날까지에 잘 나타나 있다. 하나님 스스로 창조하신 그 사역의 결과가 얼마나 흡족하셨는지 하나님은 "보시기에 좋았더라"고 말씀하셨다. 그리고 인간을 생존케 하기 위해 식물을 주셨는데, 그것은 다름 아닌 씨 맺는 모든 채소와 씨 가진 열매 맺는 모든 나무였다.

"하나님이 가라사대 땅은 풀과 씨 맺는 채소와 각기 종류대로 씨 가진 열매 맺는 과목을 내라 하시매 그대로 되어 땅이 풀과 각기

종류대로 씨 맺는 채소와 각기 종류대로 씨 가진 열매 맺는 나무
를 내니 하나님의 보시기에 좋았더라 저녁이 되며 아침이 되니 이
는 셋째 날이니라"
(창세기 1장11절)

"하나님이 가라사대 내가 온 지면의 씨 맺는 모든 채소와 씨 가진
열매 맺는 모든 나무를 너희에게 주노니 너희 식물이 되리라"
(창세기 1장29절)

하나님이 설정하고 만들어 놓은 환경과 식물이 주 조건인 생존방
식에서 벗어난다면 인간은 어떻게 될까? 그것은 우리들 인간을 창
조한 하나님의 섭리에 역행하는 것이며, 그 결과는 죽음이라는 것을
알아야 한다.

죽음은 죄의 결과이다. 죄는 각 계(係)에 주어진 환경과 생존방식
을 이탈하는 것을 말한다. 이탈은 자신의 생존방식을 벗어나 타 생
명계의 생존방식을 침범하는 것이다.

하나님은 천지를 창조하실 때 질서정연한 순서와 법칙으로 천지
를 창조하셨다. 그리고 생명을 낼 때도 그 계에 맞는 조건과 환경을
설정하시고 식물을 주셨다.

인간이 자연에게 저지른 최대의 죄악은 인간 자신만의 이익과 생
존을 위해 타 생명계의 유기적인 질서까지 파괴하고 침범한 것에 있
다.

오늘 한국의 가장 큰 죄악은 자신의 건강을 위해서라면 온갖 야생
동식물을 훼손하고 파괴하고 죽이는 생태계 파괴에 있다. 결국 이
죄과는 우리 인간이 짊어져야 할 몫이 될 것이다.

죄의 근원

죄는 하나님의 창조 섭리에 반하는 것이며, 인간에게 명한 의무를 벗어나는 것이다.

그렇다면 인간은 왜 하나님이 주신 환경과 생존방식에서 벗어나 죄를 짓게되는 것일까?

그것은 욕심 때문이다. 모든 생명계는 욕(欲)의 생리력을 갖고 있다. 그런데 인간에게는 유독 욕(欲) 외에 한 가지 더 갖고 있는 것이 있는데, 그것이 바로 마음이다. 마음은 이리저리 옮겨 다니는 속성을 가지고 있다. 마음을 어떻게 부리느냐에 따라 욕(欲)이 될 수 있고, 또 다른 욕(慾)이 될 수 있다. 전자의 욕은 자신을 비운 전체를 위한 욕이요, 후자는 자신만을 위한 욕심이다.

죄는 자신만을 위한 욕심에서 비롯된다. 하나님은 인간에게 동산에 있는 각종 나무의 실과는 마음대로 먹되 선악을 알게 하는 나무의 실과는 먹지 말라고 하셨다. 먹는 날에는 필히 죽는다고 말씀하셨다.

왜 하나님은 먹지 말라고 금지조항을 붙였을까? 만약 금지조항을 붙이지 않았다면 죄도 죽음도 없었지 않았을까?

하나님의 금지조항은 인간의 생존방식에 유용하기 때문에 설정되었다.

금지조항은 욕망의 절제를 의미한다. 다른 생명계의 생존방식을 존중하는 것이다. 욕망은 지나침이며, 이는 상대방의 생존방식을 침범함으로써만 채워진다.

그러나 절대로 채워지지 않는 것이 욕망의 본질이다. 아무리 채우려고 노력해도 더욱 커지는 것이 욕망이다. 욕구가 충족되면 어느덧 마음은 천리 만리 더 멀리 달아나 더 많은 욕망을 불러일으킨다. 따라서 욕망은 채워지지 않고, 욕망을 계속 따라가다 보면 갈증만이 더할 뿐이다.

욕망과 갈증에서 벗어날 수 있는 방법은 무엇일까?

욕망은 미래의 시간을 전제로 한다. 만약 미래가 없다면, 내일이 없다면 욕망은 사라진다. 오늘 지금, 바로 이 순간에 내가 죽는다면 내일 일을 걱정하고 그것을 이루려고 하는 욕망은 생기지 않을 것이다. 따라서 욕망은 미래를 떨쳐 버릴 때 사라진다. 모든 욕망은 미래에 마음을 두는 것을 말한다. 예수님은 죄의 근원인 욕망이 미래에 있음을 알고 오늘 현재의 일에만 충실할 것을 말씀하셨다.

"내일 일을 위하여 염려하지 말라 내일 일은 내일 염려할 것이요 한 날 괴로움은 그날에 족하니라." (마태복음 6장34절)

내일 일을 염려하지 말라는 것은 마치 비전과 소망이 없는 것처럼 보일지도 모른다. 그러나 여기서 말씀하시는 것은 헛된 생각과 염려로 인하여 오늘 우리에게 주신 새날을 그르치지 말고 최선을 다해서 살라는 말씀이다.

최선을 다해 살아가는 사람에게는 염려할 시간도 없다. 염려와 근심은 최선을 다해 오늘을 살지 못하는 게으른 사람에게 나타나는 현상이다. 하나님이 주신 오늘이라는 새날을 최선을 다해 살아갈 때 내일은 소망과 비전으로 나타날 것이다.

욕망의 근원은 먹는 것과 관계한다. 하나님이 인간에게 처음으로 금지한 조항이 바로 먹지 말라고 한 것이었다. 먹는 것은 모든 욕망의 근원이며, 이 욕망이 절제를 지키지 못할 때는 죄를 낳기 때문이다.

　가장 비근한 예로, 무언가 일이 풀리지 않아서 스트레스가 쌓이고 욕구충족이 안 될 때는 먹는 것으로 욕구 충족을 시키거나 화풀이를 하는 경우가 있다. 무언가 충족이 안 되고 비어 있을 때는 끊임없이 채우고자 하는 욕구가 생기는데 이것이 바로 식욕으로 나타나게 되는 것이다. 이 식욕은 한의학에서 보면 위장에서 생기는 생리적인 욕구라고 볼 수 있다.

예수님의 일용할 양식의 의미

예수님이 우리에게 가르쳐 주신 주기도문 중에 "오늘 우리에게 일용할 양식을 주옵시고"라는 구절이 있다.

일용할 양식이란 그날 먹을 수 있는 하루의 양식을 말한다. 내일 양식까지 미리 준비하여 달라고 기도하지 않았다. 하늘을 날아다니는 새들과 들판의 백합화나 들풀은 무엇을 먹을까, 무엇을 입을까 염려하지 않는다. 그것을 미리 창고에 모아들이지도 않는다. 오직 인간만이 내일 양식까지 모아 두려는 욕심에 사로잡혀 있다. 그래서 예수님은 무엇을 먹고 무엇을 입을까 하는 걱정과 염려는 이방인들이나 구하는 것이라고 말씀하셨다.

염려와 걱정은 욕망 때문에 생긴다. 더욱 많은 것을 소유하고자 하는 이기심이 염려와 걱정을 하게 한다. 그래서 예수님은 일용할 양식만을 구할 것을 말씀하셨다. 곧, 절제와 양보와 소박한 생활을 강조한 것이다.

현대 자본주의의 최대 죄악은 분배의 불균형에 있다. 인간의 이기심과 경쟁을 통해 양육강식의 생존방식을 이용한 욕망의 최대 분출을 목적으로 한 것이 자본주의의 핵심이다. 오늘 우리는 자본주의 사회에서 살고 있지만 자본주의가 가져다주는 물질적 편리성 이면에는 이웃의 소외와 굶주림이 함께 공존한다는 사실을 깨달아야 한다. 그리하여 이웃과 더불어 살아가는 공동체의 아름다움인 나눔과 베풂을 생활화하는 것이 크리스천의 생활일 것이다.

그 생활의 상징적인 표현이 '일용할 양식'이다. '일용할 양식'의 의미는 나눔과 베풂이다. 이를 위해서는 자신의 욕망을 최대한 절제시키는 것이 무엇보다 중요하다. 따라서 욕망을 극대화시키는 것이

자본주의의 핵심이라면, '일용할 양식'은 욕망을 최저화하는 무소
유의 삶이다.

현대인의 이름 모를 질병은 무소유의 삶에서 일탈하여 욕망을 극
대화시키는 사회구조에서 생기는 염려와 걱정에서 비롯되는 질병이
다. 따라서 질병을 치료하기 위해서는 마음을 비우고, 에고를 비우
며, 이웃을 섬기며, 전체를 위하는 마음으로 충만해야 한다. 그렇지
않고 자신의 욕망을 채우는 방향에서 모든 치료의 방법을 동원하다
면 그 환자의 미래는 불을 보듯 뻔하다.

예수님의 일용할 양식의 모범은 구약에서도 나타나는데, 구약의
하나님도 이스라엘 백성에게 일용할 양식을 강조한다.

"때에 여호와께서 모세에게 이르시되 보라 내가 너희를 위하여 하
늘에서 양식을 비같이 내리리니 백성이 나가서 일용할 것을 날마
다 거둘 것이라 이같이 하여 그들이 나의 율법을 준행하나 아니하
나 내가 시험하리라."
(출애굽기 16장4절)

"그들이 모세의 말을 청종치 아니하고 더러는 아침까지 두었더니
벌레가 생기고 냄새가 난지라 모세가 그들에게 노하니라."
(출애굽기 16장20절)

하나님은 백성에게 일용할 양식을 날마다 거둘 것을 명하지만 인
간의 욕심은 일용할 양식을 넘어 미래의 것까지 취하고 저장하기를
원한다. 결국 나타나는 현상은 벌레가 생기고 부패하여 냄새만이 날
뿐이다.

오늘 우리 사회의 모든 부정부패와 비리는 '일용할 양식'을 일탈
한 욕심에서 비롯된다. 인간의 근원적인 죄의 출발은 바로 욕심에서

비롯된 것이다.

　먹는다는 의미는 무엇인가? 이는 외부의 것을 자기 안으로, 내부로 자꾸 쌓아 놓는 것을 의미한다. 더욱더 많이 쌓아 두기 위해 이웃과 경쟁하게 되고, 싸워야 하고… 그러다 보니 시기와 질투와 이기심이 발동한다. 이런 감정들은 본인뿐만 아니라 이웃까지도 병들게 한다.

　오늘 우리 사회의 썩어 문드러진 부정부패 사건들은 누구의 잘잘못을 따지기 전에 너나 할 것 없이 '일용할 양식'을 벗어나 내일의 양식까지 쌓아 두려는 욕심을 가진 모든 사람들이 짊어져야 할 책임이다.

　결국 오늘의 부정부패를 근절하기 위해서는, 한 사람의 책임을 묻기 전에 모든 국민의 의식과 생활이 '일용할 양식'에 근거한 절제와 나눔에 그 바탕을 두어야 할 것이다. 그리고 이 운동은 예수님의 후예들인 크리스천들이 앞장서서 해야 한다.

하나님의 명령을 지키지 못한 인간은 자연과 환경 그리고 생존의 법칙을 무시하고 욕심에 근거한 식생활과 육식생활로 수명이 짧아지게 되었다.

노아의 홍수가 일어나기 전까지만 해도 인간들의 평균수명은 912세였다. 아담은 930세에 죽었으며 셋은 912세, 에노스는 905세, 게난은 910세, 마할랄렐은 895세, 야렛은 962세, 므두셀라는 969세, 라멕은 777세, 노아는 950세에 죽었다.

인간이 죄를 짓기 전 환경과 식생활은 인간의 생명이 영원하도록 설계되어 있었으나, 노아의 홍수 후 인간을 둘러싼 생명의 충족 조건으로서의 환경은 모두 바뀌게 되었다.

하늘의 큰 깊음의 샘들이 터지며 하늘의 창들이 열려 40주야에 걸쳐 비가 내렸다. 그리고 온 땅이 150일 동안 물에 잠겼다. 땅 위의 모든 생물은 노아의 방주 안에 들어 있는 생명을 제외하고는 모두 죽었다.

세상이 쓸림을 당한 후 하나님은 임시방편으로 노아에게 산 동물을 먹을 수 있도록 허락하셨다(창세기 9장3-4절 참조). 그러나 육식을 하는 데에는 조건적인 위생 법칙(레위기 11장1-20절)과 엄격한 건강생활의 법칙이 지켜져야 했다(레위기 3장17절, 17장10, 11절 참조).

하나님은 "너희가 고기를 먹되 피와 기름은 먹지 말라"고 하셨다. 그러나 하나님의 말씀과 건강 법칙을 어기고 고기를 피 째 먹기 시작하면서부터 생명력은 급속히 나약해지고 전염성 질병이 많아져서 홍수 후의 인간수명은 평균 317세로 급속히 줄어들었다. 그리고 다

윗 왕의 시대에 이르자 인간의 수명은 70~80세가 되었다(시편90
편10절 참조).

　무절제한 식생활 습관으로 인간의 범죄와 질병과 고통은 점점 증
가하게 되었고, 품성은 폭력적이 되었으며, 도덕적으로 타락한 세상
이 된 것이다.

　모든 피 있는 생명은 그 생명이 끊어질 때 혈관을 통해 포트마인이란, 병을 일으키는 독성 물질을 분비한다. 이 물질이 우리의 몸 속으로 들어가면 인성과 혈을 탁하게 하여 각종 질병을 일으키고, 심성을 폭력적으로 변화시키는 것이다.

　따라서 하나님은 육식을 하되 기름과 피는 먹지 못하게 하였으며, 육식도 여러 가지 조건을 붙여서 분별해서 먹도록 하였다.

"너희는 내게 거룩한 사람이 될지니 들에서 짐승에게 찢긴 것의 고기를 먹지말고 개에게 던질지니라."　　　　　(출애굽기 22장31절)
"이스라엘 자손에게 고하여 이르라 너희는 소나 양이나 염소의 기름을 먹지 말 것이요 스스로 죽은 것의 기름이나 짐승에게 찢긴 것의 기름은 달리는 쓰려니와 결단코 먹지 말지니라."

(레위기 7장23-24절)

"너희는 기름과 피를 먹지 말라 이는 너희 모든 처소에서 대대로 영원한 규례니라."　　　　　(레위기 3장17절)

　현대인의 정신분열과 이와 유사한 각종 정신질환과 동맥경화, 심근경색, 고지혈증, 경화류와 대사성 질환은 모두 육류문화에서 온 것으로 밝혀졌다. 특히 인간의 몸의 항상성을 유지하는 인체의 체액은 약알칼리성인 ph7.45를 유지하는데, 육식을 하게 되면 체액의 농도인 수소이온의 농도가 균형을 잃게 되어 체액의 산성화가 일어나며, 여기에서 모든 만성병과 성인병이 시작된다는 것을 현대인들은 간과해서는 안 될 것이다.

육류의 산성화와 질병

　돼지고기와 닭고기는 중풍과 깊은 관계가 있다. 달걀은 간질과 안질 · 사시 산만증을 유발하고, 커피는 간장 장애와 시력 감퇴를, 우유는 비염 및 어린이 감기와 면역기능을 감소시킨다. 항생제와 최유 · 성장 호르몬제는 백혈병을, 신경 안정제와 각종 예방 백신은 정신박약아와 기형아, 고혈압, 심장병을 유발시킨다는 사실은 이제 상식이 되었다.

　육식을 하더라도 하나님이 정해 준 규례와 법칙에 따라 절제를 한다면 육류의 폐해성은 어느 정도 예방할 수 있을 것이라고 생각한다. 특히 하나님이 정하여 준 생존방식인 씨 맺는 채소와 씨 가진 열매 맺는 식물을 균형 있게 먹는다면 인간의 수명과 건강은 더욱 좋아질 것이다. 그러나 불행히도 우리의 현실은 그렇지가 못하다.

　치아의 구조는 그 동물이 어떤 환경과 생존방식으로 살았으며, 그리고 어떻게 섭생하고 살아가야 올바른 것인지 알아볼 수 있는 생존방식의 지도이다.

　하나님은 인간을 창조하실 때 치아를 모두 32개로 만들었다. 그 중 어금니는 위에 10개와 아래 10개 총 20개로, 이는 둥근 낟알과 뿌리식물을 맷돌질하듯 으깨어 먹을 수 있는 구조이다. 식물과 채소를 끊고 씹을 수 있는 앞니, 즉 절치는 위에 4개 아래에 4개 총 8개로 되어 있으며, 고기를 먹을 수 있도록 날카롭게 발달된 송곳니, 즉 견치는 위에 2개 아래에 2개 총 4개로 이루어져 있다.

　하나님이 디자인해 놓은 치아의 비례와 구조대로 음식을 섭취한다면 씨를 가진 열매 맺는 콩과류와 낟알인 곡류는 70%, 씨 맺는 채소는 20%, 비상식품인 생선과 육류는 10%의 비율로 섭취하는 것이 이상적인 하나님의 창조법칙에 가장 잘 맞을 것이다.

현대인의 질병이 음식의 불균형과 섭생의 부조화에서 온다는 사실을 이제는 많은 사람이 알고 있다. 그러나 보다 근원적인 문제는 본인의 삶 전체에서 절제하지 못하는 욕망과 탐욕이 마음을 어지럽게 하고, 성정(性情)의 희로애락을 과도하게 부려서 오는 질병이 더욱 큰 문제라는 것을 아는 사람은 많지 않다.

크리스천이 지녀야 할 식생활의 기준은 예수님이 말씀하신 '일용할 양식'의 소박하고 절제된 삶의 방식에 있으며, 이웃의 아픔을 나의 아픔으로 느끼며 함께 행복과 고통을 나누는 균형 잡힌 삶에 있다. 이것이 우리의 생명을 기르며, 여기에서 진정한 마음의 즐거움이 생겨 우리의 심령을 더욱 풍족하게 할 것이다.

제 2 장

우리 몸의 신비

① 항 상 성

생명의 신비, 항상성

우리 몸의 체액의 농도는 약알칼리성인 ph7.5를 유지한다. 만약 우리 몸의 체액의 농도가 ph7.5보다 많아지거나 적어지면 지금까지 발견되고 알려져서 이름 붙여진 질병의 수보다 수만 가지 더 많은 질병에 노출될 것이다. 지금까지 발견된 질병과 각종 성인병의 유형들에서도 알 수 있듯이 체액의 농도인 ph7.5의 항상성이 무너짐으로써 발생한다고 해도 과언이 아니다. 이처럼 우리 인체는, 즉 장부의 생리력은 ph7.5의 체액의 농도를 유지하기 위한 방향으로 돌아가고 있다.

마찬가지로 우리 몸의 신진대사도 ph7.5의 체액을 유지하기 위한 순환적 질서의 다른 이름이 아니다. 비근한 예로 당뇨병의 경우, 약알칼리성인 ph7.5의 체액의 농도가 무너져 혈액이 산성화되고 탁해져서 온 질병으로 한방에서는 보고 있다.

우리 몸의 가장 신비한 생리현상은 약알칼리성인 ph7.5인 체액의 균형적인 항상성에 의해 유지되고 돌아간다는 사실이다. 그리고 모든 질병은 ph7.5의 체액의 균형적인 항상성을 유지하기 위해 나타나는 역반응이다.

따라서 우리는 질병을 꼭 나쁜 것으로 보고 그것을 제거하기 위해 애쓰기보다는 그 질병이 주는 의미가 무엇인지, 자신의 몸과 마음을 살피는 것이 질병을 올바르게 치료하는 첫걸음이라고 생각한다.

생명이란 바로 균형과 항상성을 지향하는 생리력에 의해 존속되어진다. 만약 이 균형과 항상성이 깨어진다면 생명은 지속성이 없어져 죽음이란 현상이 나타난다.

지속성은 균형과 항상성에 의해 유지되는 사태이다.

지속성은 곧 영원함이다. 영원함은 균형과 항상성 속에서 나타나는 현상이다.

균형은 어느 한 부분만을 가지고 있는 것이 아니다. 상대적인 것을 포함하여 자신의 성질을 드러내지 않고 전체의 조화를 맞추어 가는 것을 말한다.

이것이 장부의 신성한 생리력이다. 인체의 생리가 균형과 항상성을 위해 부단한 지속성과 전체의 조화를 맞추어 간다는 의미에서 보면 인체는 실로 아름답다는 생각이 든다.

인체의 항상성 (호미오스타시스)

인간은 36℃를 유지하는 정온동물이다.

동물계는 변온동물과 정온동물로 나눌 수 있는데, 변온동물은 외계의 온도의 변화에 따라서 자신의 온도를 맞추어 생존하는 뱀이나 개구리 등의 동물을 가리키며, 곰 등 겨울잠을 자는 동물은 변온동물의 유사 형태라고 볼 수 있다. 하지만 36℃를 유지하는 인간은 외계의 온도와 관계없이 개체의 온도를 유지 보존하는 생명의 활동이 발달했기 때문에 만물의 영장으로서의 구실과 문명을 영위하게 되었다.

인간에게 36℃의 체온을 항상 유지하기 위한 가장 중요한 생리현상이 바로 오한(惡寒)과 땀(汗)이라는 현상이다.

오한이란 36℃의 정온(定溫)보다 체온이 내려가면 모공을 닫아 열 방출을 막음으로써 오슬오슬 몸이 떨리는 현상을 말한다. 겨울에 고속도로 휴게소 화장실 등에서 사람들이 오줌을 누고 몸을 떠는 모습을 많이 보게 되는데, 이는 오줌이라는 열기가 몸 안에서 배출될 때 상대적으로 열이 내려가는 것을 뇌하수체의 센서가 감지하여 모공을 수축하기 때문에 일어나는 현상 중의 하나이다.

뇌하수체는 말 그대로 뇌 아래 길게 늘어붙은 것으로, 인체의 모든 호르몬을 조절하고 분비하는 것을 명령하고 전달하는 역할뿐만 아니라, 외계의 풍한서습조화(風寒暑濕燥火)라는 여섯 가지 기운의 변화하는 조건에 맞서 36℃라는 인체의 체온을 유지하기 위한 온도감지 센서의 역할을 하는 것을 말한다.

또한 뜨거운 여름이나 사우나실에서 땀이 나는 것은 인체의 일정한 온도인 36℃ 보다 체온이 올라가는 것을 막기 위해 모공을 열어서 땀을 배출, 열을 떨어뜨리는 현상이다. 모공이 열리고 닫히는 수

축이나 이완작용이 제대로 이루어지지 않는 것이 병이지, 오슬오슬
떠는 오한이나 땀이 나는 열은 생리적인 면역기능의 한 형태이지
질환이 아닌 것이다.

즉 우리가 지금 알고 있는 병이란 현상은 태초에 인간을 창조했던
원초적인 생명계의 건강한 모습으로 회복하고자 하는 신호이다.

따라서 우리는 이러한 몸의 자연적인 회복의 현상으로 나타나는
질환의 싸인을 인간의 인위적인 작위의 기술과 처방으로 고친다고
대든다면 이는 인간의 자연적 회복 능력에 대한 결례요 비극을 초래
할 뿐이다.

몸은 정직하다. 몸은 자연 그대로 놔두면 스스로 자정(自淨)하는
능력이 있어서 다시 원상태로 회복되는 것을 몸이 갖는 자연성이라
고 말한다.

몸은 될 수 있으면 가만히 놔두는 것이 가장 좋다. 의사의 간섭이
최소화될 때 몸은 그 건강성을 회복하고 문명은 건강해진다. 의사의
간섭이 극대화되고 약물이 범람할 때 하나님이 준 자연 면역기능은
더욱더 타락해 갈 뿐이다.

신성과 인체의 항상성

신성(神性)은 전체를 지향하는 균형과 조화, 그리고 이것을 바탕으로 한 항상성 속에서 나타난다. 한방에는 혈(血)·기(氣)·신(神)이라는 말이 있는데, 여기서 신이란 혈과 기가 만나 그 생리력이 나타나는 작용을 이름한다.

신은 따로 존재하는 것이 아니다. 한방에서 신성의 발현은 철저하게 혈과 기, 즉 하늘과 땅의 조화로운 교감으로 나타나는 작용을 말한다.

우리의 생리력이 어느 한 부분으로 치우치면 장부는 그 균형이 깨어져 여러 가지 질병을 일으키게 된다. 따라서 질병은 외부에서 주어지는 것이라기보다는 내부 장기의 균형이 깨지는 것에서 발생하는 것이 가장 근원적인 문제이다.

양의학적 관점에서는 질환의 개념을 외사(外邪 -바깥에서 침입하는 바이러스)에서 오는 것으로 많이 보는데, 한방적 관점은 외사에 있기 보다는 그 외사를 받아들이는 수용체의 결정은 장기의 균형이 깨짐에서 비롯된다고 보는 것이다. 즉, 아무리 강력한 외사든 내인(內因)이든 그 사람의 장부의 균형이 온전하다면 질병에 걸릴 이유가 없다. 마치 온 마을에 역병이 심하게 돌아서 모든 사람이 죽어 나자빠져도 여전히 살아남는 자가 있는 이유는, 바로 위에서 말한 장부의 균형 때문이라는 것이다.

그래서 우리 장부의 생리력은 전체를 지향하고 균형과 항상성을 유지한다.

항상성의 파괴

질병이라는 현상

질병이라는 현상은 무엇일까?

질병은 ph7.5라는 체액의 균형적인 향상성을 유지하기 위해 나타나는 역반응이다. 감기 들 때 나타나는 콧물부터, 우리 인체에서 분비되는 모든 물질은 하나님이 인체에 유용하기 때문에 디자인해 놓으셨다. 심지어 귀에서 생기는 귀딱지, 눈에서 생기는 눈곱, 코에서 생기는 코딱지, 목에서 생기는 가래 등 인체의 구규(九竅, 사람이나 포유동물의 인체에 있는 아홉 개의 구멍, 곧 두 개의 눈과 두 개의 콧구멍, 두 개의 귀와 입, 생식기, 항문을 말함)에서 나오는 모든 물질은 외부로부터 침입하는 이물질이나 바이러스를 막기 위한 장애물과 같다.

예를 들면 눈에서는 눈물이 나오는데, 눈물은 안구의 이물질을 제거하기 위한 자동차의 와이퍼와 같은 역할을 한다. 눈에서 생기는 이물질이나 열을 없앨 때 생기는 것이 눈곱이다. 코에서 생기는 콧물이란 점막질은 외부의 바이러스가 폐로 침입하는 것을 막기 위해 코털로 장애물을 설치해 놓고 이물질이 그 점막에 끈끈이처럼 달라붙게 하기 위해 분비되는 것인데, 이것이 코딱지가 되기도 하고 인후에서 작용하면 가래로 나타나기도 한다.

가래도 여러 가지 종류가 있는데, 이 또한 우리 인체의 병사에 대한 형태에 따라 반응이 달리 나타나는 면역의 한 형태인 것이다.

즉, 묽은 가래나 담은 감기가 걸렸을 때에 우리 인체가 그 감기를 물리치려는 반응이 가래나 담으로 나타나는 것이다. 귀에서 생기는 귀지 또한 귀로 침입하는 이물질을 처리하고자 하는 우리 몸 안의 분비물이다.

콧물이 자꾸 나온다고 코를 풀다 풀다 지쳐서 아예 코를 지지는 경우를 많이 본다. 이는 생리통이 너무 심하다고 해서 아예 자궁을 드러내는 미련한 사람들과 동일한 우를 범하는 것과 같다.

맹장이나 편도선을 잘라내는 수술도 많이 하는데, 있어 봐야 맹장염이나 걸리고 또 열이 생기면 편도선이 부어 열도 오르고 붓고 통증도 심하니 잘라내는 것이 보다 효율적이라 생각하는 것이다. 과연 그럴까?

우리 몸의 편도선이나 맹장은 외부 침입의 정보를 알려 주는 바로미터의 역할을 한다. 홍수가 나거나 불이 났을 때 인체에 사이렌을 울려 주는 것이 이들의 역할이다. 만약 이런 기관들이 없다면 어떻게 외부의 침입을 알 수 있을까?

하나님은 우리 인체를 아주 완벽하게 디자인하여 만드셨다. 인체에는 불필요한 것이 있을 수가 없다.

나타나는 질병의 사인을 부정적으로 보기 전에 우리 인체를 유효적절하게 디자인 한 하나님의 실력을 긍정해야 한다. 몸의 균형이 깨졌을 때 그 균형을 회복하고자 하는 반응이 고통이나 통증으로 나타나고 그 메시지가 곧 질병의 형태를 나타내는 것을 알아야 한다.

　지금 우리가 앓고 있는 질병이나 통증이 나를 나답게 하고 나를 회복시키고자 하는 하나님의 신호로 안다면, 병을 없애려고 노력하기 전에 왜 병이 생겼는지 나의 생활을 말씀에 비추어 보는 것이 질병을 회복하는 지름길일 것이다.

물리학을 기초로한 현대의학

현대의학의 비극은 우리 몸의 호선지심(好善之心)하는 장부 생리의 신성을 너무 경시하고 외부적인 치료의 방법과 도구적 수단만을 우선시 하는 기계론적 물리관이 만들어낸 독단에 있다.

현대의학과 과학은 물리학을 기초로 한다. 물리학은 기하학의 관념을 통해 이루어 졌다. 기하학적 관념은 인식의 틀이며, 이는 살아 있는 생리가 아니라 죽어 있는 문자 기호에 의한 정합적인 사변이성의 논리이다.

따라서 서양철학은 물리학의 사변적 이성의 틀로 짜여진 틀이며 이런 인식이 뉴턴의 기계론적 물리관을 만들었고, 이 시기에 짜여진 양의학의 역사는 뉴턴의 기계론적 인식관을 그대로 반영하여 생리학과 생물학조차도 살아 있는 유기체적 구조로 인식한 것이 아니라 죽어 있는 기계론적 물리관으로 인체를 바라보게 된 것이다.

이제 의학은 생물학으로 환원되어야 한다. 생물학적인 인식으로 환원되지 않는 물리학적 인식의 의학은 허구와 사기일 뿐이다.

과학적인 사고가 가장 과학적이라고 생각하는 사람만큼 비과학적인 사람도 없다. 진정한 과학은 과학적인 틀을 넘어 비과학적인 사실까지 포용할 때에만 진정한 과학적 정체성을 확립할 수 있다. 통찰과 느낌으로 추측되어지는 동양의학이 논리적으로 증명되지 않는다고 일방적으로 배척하는 양의학의 폐쇄적인 인식관은, 자신의 죄를 스스로 마시는 어리석은 독단으로 보일 뿐이다.

인류의 역사는 과학이라는 이름 아래 과학적으로 증명되지 않은 사실들이 역사의 뒤안길에 희생되어 스러져 간 역사였다. 그 독단적인 인식관에서 자행되어진 결과로 수많은 생령들이 스러져 갔으며,

그 기초 위에 오늘의 현대의학이 세워진 것이다.

현대의학이 빚어낸 또 다른 비극은 생리의 균형과 항상성이 깨어질 때 나타나는 신호인 질병과 아픔의 현상을 제거해야 할 어떤 부정적인 요소로 본다는 데 있다. 그리고 그 질병의 요소가 몸이라는 전체의 유기적인 관계에서 빚어졌다는 것을 간과하고 독립적이고 개별적인 현상으로 나타나는 것으로 본다는 데에 있다. 때문에 그 치료의 방법 또한 국소적이고 개별적인 치료에 머물러 있다.

질병과 아픔은 호미오스타시스라는, 우리 몸의 균형적인 항상성을 회복하고자 하는 신호가 질병과 아픔으로 나타나는 현상이다.
즉, 질병과 내 몸의 면역이 서로 싸우는 형태가 아픔이라는 사인으로 나타나는 것이다.
우리 몸에 면역이 없다면 아픔은 나타나지 않을 것이다. 면역은 나를 나답게 하는 물질이며 내 생명을 지키는 전위부대이다. 이 전위부대와 병사가 싸우는 장소가 질병의 부위이며 내 몸이라는 전쟁터이다. 아픔이라는 현상은 내 몸의 면역이 병사와 싸울 수 있는 힘이 있다는 말이다. 그러니까 아픔을 느낄 수 있다는 사실에 감사해야 한다.
한방에는 불인(不仁)이라는 용어가 있다. 느낌이 없다는 뜻이다. 즉, 감각이 없다는 말이기도 한데, 면역이 상실되었다는 뜻과도 통한다. 만약 이웃이 어려움을 당해 고통과 아픔을 겪고 있는데 연민의 정과 측은지심이 안 든다면 그 마음은 불인의 마음이다.
아픔을 아픔으로 느끼지 못하고, 슬픔을 슬픔으로 느끼지 못하고, 분노할 것을 분노하지 못하고, 함께 즐거워해야 할 것을 함께 즐거워하지 못하고, 함께 기뻐해야 할 일을 함께 기뻐하지 못한다면 그 사람의 마음은 불인이다.

인(仁)한 마음은 함께 즐거워하고 기뻐하는 마음이다. 의로운 마음은 슬퍼할 것을 슬퍼하고 분노할 것을 분노하는 마음이다. 이 마음이 없다면 그 마음은 불인이다.

진통제와 마취제, 항생제는 내 몸의 인을 없애는 불인들이다. 아픔을 아픔으로 느낄 줄 아는 사람은 내 몸의 아픔을 진통제와 마취제 그리고 항생제에 의존하지 않고 깨어 있는 의식으로 그 아픔에 동참하는 사람들이다.

한방에는 인(仁)이라는 한약제가 많다. 익지인(益志仁)·산조인(酸棗仁)·행인(杏仁)·백자인(栢子仁)·도인(桃仁) 등이 그것인데, 여기서 말하는 인은 씨를 말한다.

씨는 모든 생명을 발현하는 잠재 가능성을 말한다. 그리고 씨는 죽음을 전제했을 때 생명을 잉태한다. 죽지 않는 씨는 씨가 아니다.

죽을 때만이 씨는 씨다울 수 있고 백 배의 결실을 맺을 수 있다. 이것이 씨가 갖는 존재성이며 의미이다.

불인은 생명을 거부하는 것이며, 생명의 가능성을 저버리는 마음이다

내 몸이 아플 수 있다는 것에 감사해야 한다. 아픔은 내 몸의 정직한 반응이며, 내 몸의 균형과 항상성이 올바르게 관계를 회복하고자 하는 외침이라는 것을 알아야 한다. 아픔은 내 몸이 말하는 언어이며 대화인 것이다. 그런데 관계성을 회복하고자 하는 몸의 언어인 아픔을, 그 언어의 메시지인 질병을 받아들이지 않고 그 외침을 듣지 않는다면, 그 반응을 신뢰하지 않고 무시한다면 몸은 그 아픔의 도를 지나쳐 불인이 된다.

현대의학의 폭력은 호미오스타시스라는 우리 몸의 균형적인 항상

성을 회복하고자 하는 질병과 아픔이란 현상을 제거해야만 될 부정적인 요소로 보고, 그 사람이 가지고 있는 고유한 체질과 생체 면역의 특징과 그 반응을 고려하지 않고 일방적인 약물과 수술을 행사하는 데 있다. 이는 현대의학이 가지는 인식의 방법론이 기계론적 뉴턴 물리학에서 기인하였기 때문이다.

생리학이라고 부르는 physiology가 물리학이라고 하는 physis와 같은 어원이라는 사실에서도 알 수 있듯이, 생의 리가 물의 리로 환원될 수 있다는 착각에서 서양 생리학은 출발하였다. 여기에 인식의 기초를 둔 서양 의학은 물리학적 인식 위에서 그 출발이 비롯된 것이다. 따라서 물리학적 세계관을 가지고서는 생리학과 생물학의 세계를 기술할 수 없다. 그 기술은 기계론적이면서도 정합적인 수학법칙만을 산출해 내는, 또다시 뉴턴적 기계론의 오류를 노출시킬 뿐이다. 물리는 생리학과 생물학으로 환원되었을 때 비로소 그 한계를 극복할 수 있으리라고 본다.

20세기에 들어와 양자역학에서 관찰자의 인식과 느낌의 구조가 실험의 결과에 반영된다는 점을 생각한다면, 타학문과의 교섭과 교류 없이 물리적인 법칙만 고집한다면 물리학은 독단의 학문이 될 것이 자명하다.

이제 우리는 몸의 생리학적 작용을 뉴턴적 기계론의 좁은 틀 안에서 바라보는 것이 아니라, 하나님이 왜 인간을 창조했는지 그 창조의 목적과 연관시켜 생물계 전체의 유기적인 관점에서 몸의 생리학을 바라보아야 할 것이다.

동의와 서의의 가장 큰 차이점은 병의 원인을 외사(外邪)로 볼 것이냐 내인(內人)으로 볼 것이냐의 관점에 있다.

서의는 모든 병의 원인을 외부에서 침입한 것으로 본다. 심지어 열이 나는 것까지도 바이러스의 침입으로 본다. 즉, 감염의 주범을 바이러스로 보며, 이 바이러스의 원인과 실체를 규명하고 그것을 퇴치하는 데 중점을 둔다. 당연히 바이러스의 원인과 실체를 규명하지 못하면 어떠한 치료도 불가능하게 된다. 따라서 서의는 바이러스를 규명하는 데 총력을 기울이고, 그것은 이른바 검사라고 하는 다양한 형태를 띠게 된다.

암의 경우를 한번 보자. 암이 무서운 이유는 그것이 바깥에서 공격해 온 바이러스적인 개념이 아닌 몸 안에서 전체적인 구조와 연관되어 발생한 내인의 문제이기 때문이다. 즉, 외인의 침입으로 보면 간단히 생각해서 잘라내든지 제거하든지 하면 되겠지만 내인의 문제이기 때문에 치료 방법이 그리 간단치가 않다. 암은 내인에서 발생하고 전체 장부와의 관계에서 빚어지는 문제이기 때문에 암 치료의 출발은 몸이라는 전체의 필드와 구조적인 문제를 생각해서 풀어야 한다.

서양의학의 암에 대한 인식의 최대 오류는, 암을 장부 전체와의 관계에서 빚어진 몸 자체의 구조적인 문제로 보지 않고 실체로 생각해서 외사를 퇴치하는 방법과 같은 패턴으로 인식하고 있다는 것이다.

결국 양의의 치료방법은 외사의 형태를 띠며 접근할 수밖에 없어서 암을 잡아죽이거나 잘라내야만 치료된다고 하는 단편적인 생각에 암세포를 죽이는 항암제 개발과 방사선 치료에 전력을 다한다.

그 항암제와 방사선을 맞고 면역을 상실한 인체가 더 이상 생명을 보전할 수 있는 면역학적 노력을 쓸 수 없게 만드는 데 문제가 있는 것은 암을 인식하는 시각의 문제인 것이다." 수술은 성공했는데 사람은 죽었다"는 말이 공공연히 나도는 것도 이 때문이다.

반면, 동의는 병의 원인을 내인으로 본다. 인체를 작은 우주로 생각하여 병사가 외부에서 들어오더라도 그 침입에 맞서 싸울 수 있는 정기가 몸 안에 갖추어져 있다면 그 병사는 인체에 아무런 영향을 미칠 수 없다고 본다.

따라서 병사가 어떤 형태를 띠던 그 질병의 성쇠의 결정은 몸 안에 갖추어진 정기의 여부로 본다. 심지어 외부에서 병사가 침입하지 않았더라도 몸 안의 오장육부가 그 균형을 잃으면 풍한서습조화라는 육음의 병사가 자내적으로 생긴다고 보고 있다.

따라서 질병의 치료방법도 질병의 규명이나 병명에서 찾아지는 것이 아니라, 오장육부가 균형을 회복한다면 그 질병이 어떤 원인에서 왔든 그리고 어떤 병명이든 치료가 가능하다고 본다.

한마디로 말해, 서의는 분석적인 방법과 틀이 구체적인 반면 인체라고 하는 몸의 구조와 질병과의 관계를 파악하는 유기적이고도 통찰적인 인식이 좀 부족하고, 동의는 인체와 우주를 바라보는 관점이나 질병과 인체의 유기적인 관계가 종합적이고 통찰적인 데 비해 분석적인 방법과 틀이 좀 부족하다고 하겠다. 결국 서의와 동의가 만나고 서로가 서로의 장점을 인정하고 보완할 때 인류의 건강의 사각지대가 극복되리라 생각한다.

제 3 장

바울과 이제마

① 바 울

역사적 서술

바울 선생은 우리 몸을 하나님이 계시는 성령의 전 혹은 거룩한 성전으로 말씀하셨다. 그는 우리의 몸을 새롭게 하여 변화를 받아, 하나님의 선하시고 기뻐하시고 온전한 뜻이 무엇인지 분별하여 그 뜻대로 살아가는 것을 거룩한 산 제사, 곧 영적 예배가 되는 것이라고 말씀했다.

예수님의 십자가 죽음으로 성전의 휘장이 갈라짐으로써 하나님과 우리의 관계가 회복되어지고, 이제는 우리가 제사장이 되어 하나님을 바로 만나고 소통하는 길이 만들어졌다. 이에 바울은 예수님의 십자가 사건을 더욱 심화해서 우리 몸이 곧 성전인 것과, 우리 몸에 갖추어진 하나님의 신성을 온전히 드러냄으로써 하나님의 선하고 기쁜 뜻대로 살아가는 것이 산 제사이며 영적 예배라고 말씀했다.

성경의 역사에서 가장 크고 큰 복음의 선포는 "네 몸이 성전이다"라는 말씀이다.

죄로 인해 하나님과 단절되었던, 죽을 수밖에 없었던 인간이 예수님으로 말미암아 하나님과 직접 교통하고 호흡할 수 있는 관계가 되어 살아났고, 우리 몸이 곧 성전이라는 바울의 축복의 말씀을 통해 죄성과 사망의 법에 묶여 있던 쇠사슬이 풀어졌던 것이다. 아담과 이브로부터의 죄에 눌려 있던 사망의 권세가 물러가고, 예수님으로부터 오는 새 생명과 부활의 영광을 우리 스스로의 몸을 통해서 이루어진다는 사실을 삶의 실천적인 모습을 온전히 보임으로써 우리도 그와 같은 길을 갈 수 있도록 인도하여 주신 것이다.

예수님의 위대성은 인간의 몸밖에 두었던 하나님의 신성을 몸 안으로 끌어들였다는 성육신의 사건에 있으며, 바울의 위대성은 바로 이러한 예수님의 기적과도 같은 혁명적 발상, 즉 유대교의 초월과 미래적 사건으로만 머물러 있던 하나님의 신성과 메시아론을 상식적인 현실의 차원으로, 몸이 성전이라는 생물학적인 현실의 차원으로 끌어내린 데에 있다.

바울에게 하나님의 신성은 더 이상 이데아적이고 초시공간적 실체가 아니라 내 몸의 현실적 존재에서 나타나며, 마음을 새롭게 하고 변화를 받고 선하고 온전한 뜻이 무엇인지 알아서 그것을 묵묵히 실천해 거듭나는 생활, 그것을 바로 하나님의 신성이며 그리스도의 장성한 분량까지 성장, 진화하는 힘으로 본 것이다.

신약의 역사상 예수님을 가장 정확하게 해석한 사람은 바로 바울 선생이다. 다메석 사건 이전에는 바울뿐만 아니라 예수님의 제자들조차 예수님이 그들에게 전하였던 복음의 비밀을 정확히 꿰뚫어 알지는 못한 듯하다. 그러나 바울의 회심사건을 통하여 예수님의 온전한 메시지가 문자로 나타나게 되었다.

바울의 출생과 가정에 관한 역사적인 자료는 극히 단편적이다. 사도행전 21장39절과 22장3절에 비추어 보면 바울은 팔레스타인 유대 본토가 아닌, 길리기아 지역에 위치한 대학교육 도시인 다소에서 다소 성의 시민으로, 그리고 사도행전 22장25절과 28절에 근거해 그가 나면서부터 로마의 시민권자로 출생했다는 것을 알 수 있다.

빌립보서 3장5절, 고린도후서 11장22절, 로마서 11장1절, 사도행전 23장6절 등에 따라 바울은 아브라함의 후손이며 히브린인 중의 히브리인으로 베냐민 지파의 후손이며 바리새인의 뼈대 있는 유대인 가정에서 출생했다는 것을 알 수 있다.

출생할 때부터 다소와 로마의 시민권자였다는 것과, 그 집안이 예루살렘에서 멀리 떨어진 이민자 출신이었음에도 불구하고 바울을 예루살렘으로 유학 보내 가말리엘 문하에서 율법을 공부하게 했다는 점으로 보아, 바울의 집안은 적어도 중산층 이상의 부유하고 뼈대 있는 유대인 가정이었을 것으로 짐작할 수 있다.

"나는 유대인으로 길리기아 다소에서 났고, 이성(예루살렘)에서 자라 가말리엘의 문하에서 엄한 교훈을 받았고"에 근거해, 바울이 예루살렘에서 성장한 것을 엿볼 수 있다. 사도행전 26장4절에서 바울이 자신이 예루살렘에서 젊은 시절을 보냈다고 말하는 점과, 헬라어를 모국어처럼 완벽하게 사용하고, 수사학과 헬라적 문체를 자유롭게 활용했으며, 다메섹 사건 이후 고향인 길리기아에 가서 7~8년 동안 선교사역을 했다는 점(갈라디아서 1장21~24절 참조)으로 미루어 바울의 인식구조에는 희랍철학의 사유방식과 거기에 기초한 성경관과 신앙관이 자리하고 있음을 알 수 있다.

사유의 이분법적 갈등구조

　바울은 자신의 출생 연원인 히브리인의 인식과 후천적으로 습득된 헬라인의 인식구조의 특징인 이분법적 사유방식을 보여 주고 있다. 바울 자신이 그의 서신 여러 곳에서 자신이 유대인들의 모국어인 아람어를 자유롭게 구사할 수 있는 히브리인 중의 히브리인임을 주장하고 있고, 실제로 그가 예루살렘 성에서 유대인들에게 그들의 모국어인 아람어를 말한 것과(사도행전 22장2절), 그의 집안까지도 당대 유대교 보존에 가장 앞장선 바리새파라고 한 것(사도행전 23장6절)은, 바울의 부모가 바울이 다소에 있을 때부터 가정이나 회당에서 유대인들의 모국어인 아람어를 사용하도록 했으며, 율법 등을 철저하게 가르쳐 이교도 헬라 문화의 아들이 아닌 유대교의 정통파 바리새인의 아들로 성장하게 했음을 보여 준다.

　물론 바울이 본격적인 율법과 바리새인 교육을 받은 것은 열두 살 이후 예루살렘에 유학 가서 가말리엘 문하에 있을 때였음은 두말할 나위가 없다. 갈라디아서 1장14절에 "내가 내 동족 중 여러 연갑자보다 유대교를 지나치게 믿어 내 조상의 유전에 대하여 더욱 열심히 있었으나"는 바울이 가말리엘 문하생 중에서 성적이 가장 뛰어난 학생이었으며, 누구보다 율법에 정통하고 유대 민족의 정체성과 종교와 문화를 보존하고 전파하는 데 앞장섰던 사람이었음을 말해 준다.

　바울이 가장 고민하고 갈등을 겪었던 요인은 히브리 문화와 헬라 문화의 차이였다. 즉, 어렸을 때부터 보고 듣고 교육받았던 것은 아람어를 사용한 히브리적 사고였으나, 다메섹 사건 이후 전개되는 바울의 선교사역은 헬라어를 사용하는 희랍적 사고로 전환되고 있음을 보게 된다.

아람어를 사용하는 히브리적 사고나 헬라어를 사용하는 희랍적 사고의 특징은 사물을 바라보는 관점이 이분법적 인식에서 비롯된다는 것이다.

이분법적 인식이란 상대적인 단어를 사용함으로써 서로 비교되고 그 비교에서 나타나는 변별적인 차이를 인식하는 것이 특징이다. 이러한 이분법적인 인식관은 현상과 본체, 독사(doxa, 객관적 확실성을 요구할 수 없는 일종의 지각적 인식)와 에피스테메(episteme, 학적 지식 또는 학문이라는 뜻), 힐레(hyle, 질료)와 에이도스(eidos, 형상), 에토스(ethos)와 파토스(pathos), 혼돈과 질서, 현실과 이데아, 영과 육 등으로 이분되는데 관념적인 인식과 수학적인 인식이 발달한 이들은 과학을 창조해 내는 인식의 근거가 된다. 모든 수학적 사고방식이나 관념적인 논리학은 희랍의 기하학적 인식의 구조에서 나왔다.

오늘날 학문의 제왕이라고 하는 철학이나 물리학이 모두 희랍인의 사유구조에서 생겨난 것은 두말할 필요가 없다. 그리고 오늘날 눈부신 과학과 문명의 발달은 모두 이분법적인 인식관에서 만들어진 언어의 상대적인 변별과 그 차이에서 나온 것이다.

철저한 유대교의 이분법적인 인식관에서 교육받고 길들여진 초기 바울의 입장에서는 예수님을 이해할 수 없었다. 예수님의 사유방식에는 이분법적인 생각과 인식 그리고 그러한 이분법적 논리가 통할 수 없었다. 오히려 예수님의 언어는 상대적인 인식과 이분법적 질문을 근원적으로 부정하여 본질과 진리를 바로 깨닫도록 하는 것이었다. 이러한 예수님의 언어와 진리의 구조를 바울의 이분법적 인식구조로서는 접근이 불가능했다.

예수님은 영원과 순간, 과거와 현재, 현재와 미래, 현실과 천국의 도래가 이분되지 않았다. 예수님 자체가 부활과 생명, 영원과 순간이었다 그리고 지금 바로 현실에서 항상 계시는 분이었다. 이것을 이해하지 못했기 때문에 바울은 초대 기독교인을 박해하게 된 것이다.

바울이 초대 기독교인을 핍박한 이유

사도행전 7장58절을 보면 유대인들에게 처형당한 나사렛 예수를 메시아로 증거하고, 그 대신 유대교의 중심인 율법과 성전을 비판했던 스데반이 순교할 당시 바울은 "스데반을 돌로 쳐서 죽이는 사람들의 옷을 지켜 주는 청년"으로 묘사되어 있다. 9장에 가면 바울은 기독교인들을 박해하는 데 주도적인 역할을 하는 자로 소개되어 있다. 누가에 따르면, 바울은 집에 숨어 있는 기독교인들을 체포해 감옥에 가두었으며(사도행전 8장3절), 회당에서 그들을 때렸으며(사도행전 22장19절), 심지어 그들을 죽이려고까지 했다(사도행전 22장4절, 26장10절, 9장1절). 바울이 초대 기독교인들을 핍박하는 데 앞장섰다는 사실은 바울의 서신 여러 부분이 증언하고 있다(고린도전서 15장9절, 갈라디아서 1장13~14절).

바울은 유대 종교에 대한 열심, 곧 바리새인으로서의 하나님에 대한 유대인의 정체성의 보존은 물론 의에 이를 수 있는 수단이라는 율법주의적 신앙, 유대인만이 하나님께 선택된 백성이며 이방인은 죄인이라는 선민신앙을 확고하게 갖고 있었다.

자연히 그는 이 유대 종교와 신앙에 도전하는 기독교 신자들에 대한 강한 증오감을 가지고 있었다. 바울은 특별히 그가 바리새인으로 있었을 때, 빌립보서 3장5~9절에 나타나는 것처럼, 율법에 대한 자신의 열심이 크면 클수록 기독교인들을 핍박하는 것이 바로 하나님을 위한 것이고, 그런 행위야말로 하나님 앞에서 자신의 의를 쌓는 것으로 생각하였다.

행위로, 율법으로 의에 이를 수 있다는 유대교의 이분법적 인식은 예수님의 생각과 완전히 달랐던 것이다 바울은 초대 기독교회의 핵심적인 메시지, 곧 십자가에 처형당한 나사렛 예수가 하나님께서 보내신 메시아이며 하나님의 아들이시라는 것과, 그가 죽음에서 다시 부활했다는 것과, 그가 죄 없으신 하나님의 아들임에도 불구하고 십자가에서 처형당한 것은 백성들의 죄를 속죄하기 위한 것이라는 것과, 이제 성전이나 율법이 아닌 오직 예수 그리스도가 구원을 가져다 줄 수 있다는 것에 대해 들었을 것이다.

그러나 바리새인인 바울의 입장에서 볼 때, 이와 같은 초대 기독교인들의 신앙은 모두 거짓된 것으로, 또한 그 자신이 절대적으로 신뢰하는 유대교에 지극히 위협적인 것으로 보았을 것이다.

특별히 스데반을 중심으로 한 헬라계 유대인 기독교인들이 유대 민족의 신앙과 생활의 중심이던 예루살렘 성전의 파멸을 예고했을 때, 당시 유대의 정치와 종교지도자들이 이것을 예수님을 처형하는 결정적인 근거로 삼았던 것처럼 이들에게 분노의 대상이 될 수밖에 없었던 것이다.

또한 바울은 백성을 미혹하고 유대교를 위협했다는 이유로 십자가에 처형한 나사렛 예수를 유대 민족이 기다리는 메시야로, 하나님의 아들로, 그리고 주님으로 고백하고 전파하는 것을 볼 때, 더욱 분노하지 않을 수 없었을 것이다.

그가 잘 알고 있는 신명기의"나무에 달린 자마다 하나님의 저주를 받은 자"라는 말씀에 근거할 때, 당시 기독교 신자들이 십자가에 처형당한 예수를 오히려 메시아로, 하나님의 아들로 전하는 것은 하나님께 대한 신성모독으로 간주할 수밖에 없었을 것이다.

후일 그는 그 자신이 고백하고 있는 것처럼 "그리스도께서 우리를 율법의 저주에서 속량하기 위해 우리를 위하여 저주를 받았다"라는 사실을 깨달았지만, 본래 그가 생각했던 나사렛 예수는 백성들을 거짓된 길로 인도하는 거짓 선생이요, 결국 하나님의 저주를 받아 죽은 한 청년에 불과했다. 때문에 바울은 나사렛 예수를 추종하는 초대 기독교인들 역시 하나님의 저주를 받을 자로 확신하고 그들을 핍박하는 데 앞장설 수 있었던 것이다.

　그러면 바울은 왜 그렇게 핍박하고 박해했던 초대 기독교의 모임으로 돌아와 순교하기까지 예수님의 복음을 전파하고 교회를 확장시키는 사도가 되었을까.

　사도행전 9장에 따르면 바울은 예루살렘에 있는 기독교 공동체를 매우 핍박했고, 그것도 모자라 예루살렘에서 동북쪽으로 약 230킬로미터나 떨어진 다메섹으로 피신한 기독교인들까지 붙잡아 오기 위해서 예루살렘의 대제서장으로부터 공문을 받았다.

　그런데 그곳으로 내려가는 도중, 부활하신 주님을 만나면서 자신의 모든 삶과 사고와 사상을 전폭적으로 전환시킨 사건을 경험하게 된다.

　그가 그토록 저주했던 거짓 메시아이자 하나님의 저주를 받아 십자가 처형을 당했다고 생각했던 그 나사렛 예수가, 이제 찬란한 빛 가운데에서 바울 앞에 직접 나타나셨던 것이다(고린도전서 15장8절, 사도행전 9장3~5절 · 26장16~18절).

　이 사건으로 바울은 아무것도 보지 못하는 상태가 되었다. 혼자서는 아무것도 할 수 없는 상태가 되어서 사람들의 손에 이끌려 내려가, 사흘 동안 보지 못하고 식음을 전폐했다고 한다.

　사흘 동안 보지 못하고 식음을 전폐했다는 것은 바울의 몸과 전 생애에 완전한 변화가 일어났음을 보여 준다.

　이제 바울은 자신이 핍박했던 그 나사렛 예수가 이제 부활하신 '하나님의 아들'로, 구약 시대부터 이스라엘 백성에게 약속되어 왔던 '메시아'로, 하나님께서 마지막 시대에 이스라엘 백성은 물론 모든 이방 사람들에게까지 하나님의 구원을 선포할 '종말론적인 구원자'로, 십자가의 죽음과 부활을 통해 하나님의 나라를 오게 하시는

'주님'으로 인식되었다. 하나님께서 이스라엘 백성과 온 세상에 나타내실 결정적인 구원 역사가 예수 그리스도를 통해 이루어졌다는 사실이 계시되었던 것이다. 즉, 바울의 이분법적 사유구조가 완전히 무너지고 전체를 꿰뚫어 볼 수 있는 예수님의 진리관과 언어관을 바울이 모두 이해했다는 얘기이다.

> 율법에 의한 의와 구원을 추구하는 자신의 생각이 산산이 무너졌다. 십자가에 죽으셨다가 부활하신 예수님을 만났을 때 비로소 죄의 권세에서 인간이 의와 구원에 이른다는 것을 깨닫게 되었다. 그리고 구원 문제에 있어서 유대인과 이방인의 어떠한 차별도 있을 수 없다는 것도 깨닫게 되었다.　　　　(로마서 3장 27-28절)

바울의 유대적 인식관은 죽은 자의 부활과 새 시대의 도래는 현 시대 안에서 일어날 수 있는 것이 아니고, 어디까지나 미래에 나타날 일, 곧 현재의 역사가 끝나는 마지막 때에 주어질 것으로 생각하고 있었다.

그러나 다메섹 도상에서 십자가에 죽으셨던 예수가 부활하신 몸으로 그에게 직접 나타났을 때, 즉 역사의 마지막에 그리고 미래에 일어날 것으로 생각한 부활과 메시아의 재림이 바로 오늘 이 순간 다메섹 도상에서 바로 일어나는 사건으로 그리고 예수 그리스도를 따르는 모든 이에게 각자의 상황에 따라 순간 순간 즉각적으로 나타나는 현실적인 사건임을 인식하는 대오의 인식의 전환이 바울에게 일어났던 것이다.

즉, 다메석 사건은 '장차 나타나실 메시아의 사건'이 '지금 이 순간 바로 나에게 즉각적으로 나타나는 사건'임을 깨닫게 한 계기가 되었다.

3일 동안 눈이 보이지 않고 아무것도 먹을 수 없을 만큼 바울에게
는 인식의 대오가 일어났다.

그 동안 그가 교육받고 인식되었던 모든 체계가 산산이 부서졌다.
그 동안 자신을 이루었던 모든 질서가 무너지면서 예수 그리스도의
전관적인 메시지가 바울을 압도했다.

누구보다도 학문적으로 깊었던 열심이 이제 예수의 메시지를 전
파하는 일에 미친 사람처럼 전하게 된다(사도행전 26장24절).

이것이 바울의 인식 변화의 과정이다.

다메섹 사건은 바울에게 있어서 놀라운 체험인 동시에 전혀 다른 삶의 가치로 전환되는 계기가 되었다(빌립보서 3장4-9절).

율법과 육의 행위에 따라 의와 구원을 받을 수 있다는 생각이 이제 그리스도을 믿음으로 의와 구원을 받을 수 있다는 생각으로 전환된 것이다.

율법의 의로는 흠이 없던 바울이 이제는 육의 행위와 율법의 구속이 바울에게는 해로 여길 뿐만 아니라 배설물로 생각되었다.

인식의 대오가 컸던 만큼 과거에 자신이 가졌던 율법과 행위의 주체인 육체가 유익하지 못할 뿐더러 부정적이고 신뢰하지 못한 것으로 인식되었다. 반면, 하나님의 성령으로 봉사하며 그리스도 예수로 자랑하고 육체를 따르지 말고 오직 그리스도 예수에게 붙잡힌 바 된 그것을 잡으려고 좇아가는 영적 삶을 살 것을 호소한다.

이것이 바울이 육체 또는 몸을 바라보는 부정적인 인식의 첫 출발점이다.

바울의 인식의 밑바닥에는 육과 영을 분리하는 이분법적인 논리가 깔려 있음을 본다. 그 이유는 앞에서도 말했지만 아람어와 헬라어를 구사하는 히브리 희랍민족의 큰 특징이며, 거기서 교육을 받고 자란 바울에게는 자연스럽게 이분법적인 인식이 밑바탕이 되었을 것이다. 그리고 8일 만에 할례를 받고 이스라엘의 족속이요 베냐민의 지파요 히브리인 중의 히브리인이요 율법으로는 바리새인이요 율법의 의로는 흠이 없는 그가 예수 그리스도로 온전히 거듭날 때 영과 육을 구분하는 인식에서는 육을 자연히 죄성으로 인식할 수밖에 없었다.

이런 인식관은 바울에게만 나타나는 것이 아니라 성경을 구성하고 있는 전체의 인식적 맥락에서 찾아볼 수 있다.

"내 영혼이 여호와의 궁정을 사모하여 쇠약함이여 내 마음과 육체가 생존하시는 하나님께 부르짖나이다."　　　　　(시편 84편2절)
"애굽은 사람이요 신이 아니며 그 말들은 육체요 영이 아니라."
　　　　　　　　　　　　　　　　　　　　　(이사야 31장3절)
"마음에는 원이로되 육신이 약하도다 하시고"(마태복음 26장41절)
"육신은 멸하고 영은 주 예수의 날에 구원 얻게 하려 함이라."
　　　　　　　　　　　　　　　　　　　　(고린도전서 5장5절)
"내 육체와 마음은 쇠잔하나 하나님은 내 마음의 반석이시요 영원한 분깃이시라."　　　　　　　　　　　(시편 73편26절)
"영혼을 거스려 싸우는 육체의 정욕을 제어하라."
　　　　　　　　　　　　　　　　　　　　(베드로전서 2장11절)

바울은 '죄의 몸'을 말하여, 몸이란 죄가 활동하는 장소를 나타내는 육체와 유사한 신학적 용어를 사용했다. 특히 로마서 8장은 영과 육신에 대한 극명한 대조를 보이는 장인데, 이분법적인 그리스 사고에 근거한 영지주의의 몸에 대한 부정적 사고와 영에 대한 우월적 인식이 성경의 여러 곳에서 잘 드러나고 있다.

"이는 그리스도 예수 안에 있는 생명의 성령의 법이 죄와 사망의 법에서 너를 해방하였음이라 율법이 육신으로 말미암아 연약하여 할 수 없는 그것을 하나님은 하시나니 곧 죄를 인하여 자기 아들을 죄 있는 육신의 모양으로 보내어 육신에 죄를 정하사육신을 좇지 않고 그 영을 좇아 행하는 우리에게 율법의 요구를 이루어지게 하려 하심이니라 육신을 좇는 자는 육신의 일을, 영을 좇는 자는

영의 일을 생각하나니."　　　　　　　　　　　　　(로마서 8장2-5절)

"육신의 생각은 사망이요 영의 생각은 생명과 평안이니라. 육신의 생각은 하나님과 원수가 되나니 이는 하나님의 법에 굴복치 아니할 뿐 아니라 할 수도 없음이라. 육신에 있는 자들은 하나님을 기쁘시게 할 수 없느니라. 만일 너희 속에 하나님의 영이 거하시면 너희가 육신에 있지 아니하고 영에 있나니 누구든지 그리스도의 영이 없으면 그리스도의 사람이 아니라. 또 그리스도께서 너희 안에 계시면 몸은 죄로 인하여 죽은 것이나 영은 의를 인하여 산 것이니라."　　　　　　　　　　　　　(로마서 8장6-10절)

"예수를 죽은 자 가운데서 살리신 이의 영이 너희 안에 거하시면 그리스도 예수를 죽은 자 가운데서 살리신 이가 너희 안에 거하시는 그의 영으로 말미암아 너희 죽을 몸도 살리시리라. 그러므로 형제들아 우리가 빚진 자로되 육신에게 져서 육신대로 살 것이 아니니라. 너희가 육신대로 살면 반드시 죽을 것이로되 영으로써 몸의 행실을 죽이면 살리니 무릇 하나님의 영으로 인도함을 받는 그들은 곧 하나님의 아들이라. 너희는 다시 무서워하는 종의 영을 받지 아니하였고 양자의 영을 받았으므로 아바 아버지라 부르짖느니라."　　　　　　　　　　　　(로마서 8장11-15절)

이런 말씀에서 나타난 것처럼,
생명의 법＝성령의 법＝영＝영을 쫓음＝영의 일＝영의 생각＝생명＝영은 의＝살음＝양자의 영,
죄의 법＝사망의 법＝육신＝육신을 쫓음＝육신의 일＝육신의 생각＝사망＝몸은 죄＝죽음＝ 종의 영, 등등으로 분리, 몸을 죄로 빠지기 쉬운 육신과 유사한 것으로 바울은 인식하였다.

바울의 질병관

"여러 계시를 받은 것이 지극히 크므로 너무 자고하지 않게 하시려고 내 육체의 가시 곧 사단의 사자를 주셨으니 이는 나를 쳐서 너무 자고하지 않게 하려 하심이니라. 이것이 내게서 떠나기 위하여 내가 세 번 주께 간구하였더니 내게 이르시기를 내 은혜가 네게 족하도다 이는 내 능력이 약한 데서 온전하여짐이라 하신지라 이러므로 도리어 크게 기뻐하고 나의 여러 약한 것들에 대하여 자랑하리니 이는 그리스도의 능력으로 내게 머물게 하려함이라. 그러므로 내가 그리스도를 위하여 약한 것들과 능욕과 궁핍과 핍박과 곤란을 기뻐하노니 이는 내가 약할 그때에 곧 강함이니라."

(고린도후서 12장7-10절)

우리 몸은 한계를 가지고 있다. 나이가 들면 병이 생기고 기력이 약해지고 몸이 둔감하여 말을 듣지 않는다. 특히 어려운 일과 시련과 고통을 받거나 지병이 있을 때 몸은 더욱 내 마음과 같이 따라주지 않는다. 곧 마음은 원이로되 육이 말을 안 듣는 것이다. 이렇게 쇠락하는 몸의 생리적 현상은 어느 누구도 막을 수 없으며, 이를 부정하지도, 회피할 수도 없다. 아무리 벗어나고자 발버둥을 쳐도 나이아가라의 폭포수처럼 아래로 아래로 떨어지는 육체의 쇠락은 막을 방도가 없는 것이다.

불로장생하겠다고 천리만리 불로초를 구하러 보냈던 진시황도 나이 40을 겨우 넘기고 죽었지 않았는가.

우리는 누구나 병을 떠나서 살 수 없다. 또한 유한성을 가지고 있는 몸의 생리적 한계를 벗어날 수도 없다. 세상에 태어난 바로 그

순간부터 죽음이라는 골문을 향해 출발하는 것이 탄생의 의미인지
도 모르겠다.
　사도바울에게 있어서 육체의 질병은 하나님에게 자고하지 않을
수 있는, 겸손히 은혜를 구할 수 있는 기회로 생각 했다. 즉 자신의
질병을 부정적으로 본 것이 아니라 하나님의 은혜로 본다.

죽는다는 의미는 몸의 한계성과 유한성을 의미한다. 큰 생명의 순환에서 보면 죽음은 또 하나의 생명을 위한 준비 과정이며 남을 일으켜 세우는 과정이다. 그래서 희생은 죽음의 문턱으로 가는 과정이다.

수벌은 단 한번의 교미로 그의 일생은 끝을 마친다. 가장 청명한 날을 택해 여왕벌이 날아오르면 그 뒤를 쫓아가는 수백 마리의 수벌 중에서 가장 튼튼하고 똘똘한 놈이 여왕벌과 단 한 번의 짝짓기를 마친 후 죽는다.

우리들 역시 사랑하는 사람과 관계를 가질 때 사랑의 표징으로 정자와 난자를 내 보낸다. 이 둘이 만나 새로운 생명이 잉태되는 것이다. 임신이란 두 사람의 사랑의 관계가 최고조로 발휘할 때 나타나는 선물이다. 한번의 임신을 위해 우리는 수십 번, 아니면 수백 번 사랑의 관계를 가진다. 수벌의 입장에서 보면 인간은 매일 죽는 것이 된다.

생물계의 신비는 모든 탄생이 죽음을 통해 이루어진다는 사실이다. 죽음이 없는 탄생은 없다. 이것이 생명의 신비이며 법칙이다.

인카네이션과 죽음

우리 인간의 생명계에서 가장 신비하고 놀라운 사건은 하나님이란 신이 우리에게 인카네이션되었다는 사건이다. 이 사건으로 우리 인간은 살게 되었고, 하나님을 닮아 가는 신성을 발현하여 우리 또한 또 다른 생명의 탄생을 위해 인카네이션되는 것이 죽음의 표현이다.

죽는다는 것은 다음 생명을 위하는 잔치이다. 예수님의 십자가 사건은 우리의 생명을 살리려 하심이며 부활의 영광을 보기 위함이다.

모든 죽음은 또 다른 생명을 전제로 한다. 죽는다는 의미는 다음에 올 생명들을 위해 자리를 비켜주는 것이다. 죽음은 부정적인 것이 아니라 축복의 과정이다.

문제는 하나님이 준 생명을 잘 보전하여 청지기로서의 사명을 다하고 죽느냐, 그렇지 못하느냐가 문제이다.

죽음은 삶을 완성시키는 꽃이다. 꽃은 씨앗에서 나오며, 꽃은 열매를 만들고 씨앗을 만든다. 씨앗 없이 꽃이 있을 수 없고, 꽃이라는 죽음 없이 씨앗이 만들어질 수 없다. 따라서 꽃과 씨앗은 분리될 수 없는 동일체인 것처럼, 삶과 죽음 또한 분리될 수 없는 하나이다. 다만 시간과 공간을 점유하는 사태가 다를 뿐이다. 죽음이 있기 때문에 유한한 현재의 삶은 고귀하고 아름다운 것이다.

죽음이 있는 유한성은 아름다움이다. 그 이유는 새로운 생명을 예고하기 때문이다.

죽음은 삶의 면류관이다. 그래서 종착지는 평안함이다. 그리고 영원한 안식이다.

므두셀라와 아브라함의 수명을 부러워할 필요가 없다. 들에 핀 백합화와 하늘을 나는 참새의 하루 생활이 하나님이 정하여 준 생명이고 그 영광을 드러내는 작품이라면 이것만큼 귀한 삶도 없다.

가장 잘 사는 방법은 매일매일 어떻게 죽는가에 따라 결정된다.

사도 바울은 "단언하건데 나는 매일 죽는다"고 말하였다.

사도 바울의 삶은 매일 죽는 삶의 과정이었다. 자신의 생명을 모든 이에게 나누어주는 헌신한 분들에게 있어서 삶과 죽음은 항상 하나로 연결되어 있다. 특히 바울은 삶과 죽음, 비천과 풍부, 배부름과 배고픔, 풍부와 궁핍의 어느 자리에 처하더라도 그 상황에 맞는 일체의 비결을 터득한 분이셨으며, 그 양자를 아우르는 전체에 속했던 분이었다.

바울에게도 질병은 있었다. 그 질병을 고린도후서 12장17절에서는 육체의 가시라고 표현했다. 고향을 떠나 아는 사람 하나 없는 지역에서 아픔으로 고통받는 것처럼 서러운 것도 없을 것이다. 그런데다 하나님의 사역을 감당하는 동안의 몸의 질병은 하나님의 사역에 결정적인 방해 요인이었을 것이다.

그래서 바울 선생도 육체의 가시인 질병이 떠나도록 예수님께 세 번이나 간구하였다. 그러나 예수님은 육체의 가시인 질병이 바울에게 있는 것이 오히려 하나님의 은혜이며 족한 것이라고 말씀하셨다. 또한 하나님의 능력이 육체의 가시인 질병을 앓고 있는 약함에서 온전하여지는 것이라고 말씀한다.

이에 바울 선생은 자신이 받은 계시가 지극히 크므로, 그것 때문에 너무 자고하고 교만하지 않도록 하나님이 은혜로 주셨다고 인식하였다. 즉, 질병을 앓는 것을 부정적으로 본 것이 아니라 은혜로 본 것이다. 또 이 질병을 앓고 있는 자신의 몸이 하나님의 은혜가 족하게 머무는 곳이라고 보고 있다. 그래서 그는 질병을 앓고 있는 자신의 상황을 도리어 기뻐하고 자랑한다. 그리스도의 능력이 바울 자신에게 머물게 하기 위함이라고 말하는 것이다.

바울이 짊어지고 있는 현재의 질병은 분명히 고통이었다. 선교사역에 결정적인 방해가 되는 역기능이었다. 따라서 바울은 한번이 아니라 여러 번 질병이 떠날 것을 간구하였다. 그러나 질병은 떠나지 않았다. 병은 점점 바울을 핍폐케 하였을 것이다. 그러나 바울은 자신의 몸이 약하면 약할수록 하나님을 의지할 수밖에 없었고, 결국 그리스도의 은혜가 바울에게 머물게 되었다.

그리스도의 은혜가 바울에게 머물 수 있었던 것은 단순히 질병 때문이 아니었다. 이 질병으로 인해 하나님에게 의뢰하고 질병으로 인해 자신의 삶을 되돌아보고 자신의 욕심, 곧 자고하는 마음을 꺾고 사역에 있어 가장 중요한 것부터 우선 순위를 정하는 가운데 하나님의 능력이 자신에게서 온전하여지는 것을 바울 스스로 깨닫게 된 것이다. 질병을 앓고 있는 자신의 약함에서 그리스도의 능력이 머무는 것을 확인하게 된 것이다. 즉, 단순히 질병으로 인한 하나님의 머묾이 아니라 질병을 통해 바울의 자고한 마음이 꺾이고 약해진 자신의 모습에서 하나님의 은혜가 온전하여지도록한 바울의 회심이 그리스도의 능력을 머물게 한 것이다.

병이 나았느냐 안 나았느냐는 중요한 문제가 아니었다. 병이 나았든 안 나았든, 죽든 살든 그것은 상관이 없었다. 오히려 이런 모든 양자의 상황이 어떤 상황으로 가든 하나님의 의가 나타나고 그리스도의 은혜가 나타나기만 하면 그것이 어떤 상황이든 바울에게는 자랑스럽고 기쁜 일이었다.

삶과 죽음, 비천과 풍부, 배부름과 배고픔, 풍부와 궁핍의 어느 자리에 처하더라도 자족할 줄 알며, 그 상황은 늘 하나님의 영광만을 위한 은혜의 자리였던 것이다. 그래서 바울은 그리스도를 위한 것이라면 약한 것들과 능욕과 궁핍과 핍박과 곤란을 기뻐한다고 말했다.

　바울은 늘 약한 것들과 능욕과 궁핍과 핍박과 곤란한 삶을 살았다. 그래서 그는 나는 매일 죽는다고 했다. 그리고 그의 마지막 고백인 "내가 약할 그때에 곧 강함이라"고 고백했다.
　진정한 강함은 자신이 비어 있을 때 나온다. 자신의 욕심과 이기심을 버리고 전체를 위하여 온전히 그리스도의 능력이 나타날 수 있도록 자리를 비울 때 나타나는 것이다.

다운월드(죽음)와 업월드(생명)의 관계

우리 모두는 지금 어떤 유형의 아픔이든 질병을 갖고 있다. 육체의 가시가 있다. 병원에서 진단이 내려지지 않아도 고통을 받는 무엇인가가 있다. 이것은 우리가 몸을 입고 있는 한 벗어날 수 없는 숙명이다.

분명 아픔과 질병은 고통이다. 시련이다. 우리의 생명을 단축시키는 것들이다. 다운월드(downward), 곧 하향이다.

우리 몸은 시간과 공간의 한계를 가지며, 생명은 점진적으로 하향하고 있다. 곧 죽음으로 향하는 길이다. 엔트로피가 증가하고 있는 현상이다.

그러나 이렇게 생명이 단축되고 엔트로피가 높아가며 죽음을 향한 하향 곡선을 그리면 그릴수록 거기에 반동하여 올라가는 생명의 현상이 또 하나 있다.

약한 것들과 능욕과 궁핍과 핍박과 곤란의 하향 곡선에 반하는 생명의 에너지가 있다.

약할 그때에 곧 강함이 나오는 생명의 에너지가 있다. 육체의 가시 속에서 그리스도의 능력이 나오는 신비가 있다. 죄가 깊은 곳에서 큰 은혜가 생긴다. 약한 것들에 대해서 오히려 자랑하는 생명이 있다. 바로 업월드(upward), 상향이다.

상향은 하향에서 주어진다. 나이아가라 폭포의 하향 에너지가 없다면 연어는 폭포를 타고 올라가지 못한다. 연어의 상향과 비상은 하향의 에너지를 타고 올라간다. 새로운 생명을 잉태하기 위한 생명의 신비이다

몸은 하향을 지향한다. 그러나 그 안에 상향의 힘도 함께 공존한

다. 분명히 질병과 아픔은 생명이 쇠퇴하는 하향이다. 죽어가는 이 세대는 하향이며, 세상을 본받지 말고 마음을 새롭게 하고 변화를 받는 것은 분명 상향이다.

다운월드 안에서 업월드의 상향 에너지를 찾는 것이 산 제사이며 영적 예배이다.

하향의 폭포를 향해 반대로 솟구치는 상향의 힘을 믿음이라 이름하고 싶다. 그리고 이를 묵묵히 실천하며 살아가는 자세를 신앙이라고 부르고 싶다.

죄의 회복은 행위로서가 아니라 회개를 통해서 시작된다.

회개는 미래의 사건이 아니라 오늘 바로 이 시간, 이 자리에서 행해지는 사건이다 많은 사람들은 기독교의 시간관이 수직과 직선으로 이루어졌다고 말한다. 즉, 창조와 종말의 시간이 전제되어 있다는 뜻이다. 반면 인도나 동양문화권의 시간관은 순환과 원으로 이루어져 그 시간의 지속성이 끝이 없이 영원하다고 말한다. 그래서 그런지 인도인이나 동양 사람들의 종교의식에는 회개라는 개념이 없다. 기독교만이 회개를 강조하고 죄성을 강조한다.

온전한 회개란 우리의 전 존재가 회개함을 의미한다. 말로만 회개하거나 반쯤 열린 마음으로 회개하여 반복되는 죄와 반복되는 회개를 의미하지 않는다.

우리의 전 존재가 고동을 치며 60조의 세포들이 움틀거리며 변형이 일어나는 사건을 말한다. 이때 우리의 신체에는 변화가 일어난다. 병이 사라지고 앉은뱅이가 춤을 추고 장님이 눈을 뜨고 문둥병이 사라진다. 이런 기적은 기적이 아니고, 현실이거나 상식에 속하는 일이다. 온전한 회개가 이루어진다면 말이다.

온전한 회개는 우리의 전 세포가 변형을 이루고 태초에 창조되었던 그 자리로 돌아가는 것을 말한다.

과거가 사라져 버리고 과거로부터 투영되어 온 미래도 사라진다. 회개는 바로 이 순간을 말한다.

우리의 마음과 머리는 언제나 내일로 미루는 것을 좋아한다.

미룬다는 것은 아주 매력적이고 편안한 느낌을 준다. 내일이란 언제나 마음의 피난처 같다. 내일이란 모든 죄의 피난처 같다.

바쁘다는 핑계로 잔치에 참여하지 않는 사람이나, 등불을 준비하

지 않는 사람이나, 선한 사마리아인의 비유에서 여러 핑계로 지나쳐
버리는 사람이나, 천국이 어디에 있는지 물어보는 사람이나, 예수님
의 재림을 메시아의 출현을 묻는 사람이나 모두가 현실을 외면한 사
람들이다.

인도인의 시간과 동양인의 시간처럼 수많은 생이 있다면 우리는
전적으로 회개할 수 없을 것이다. 힌두인과 인도인이 가장 게으른
이유는, 그들에게 시간은 무한정하고 순환하고 윤회한다는 사고에
젖어 있기 때문이다.

"회개하라 천국이 가까이 왔다" 지체할 시간이 없다 더 이상 미루
지 말라 미루면 너의 모든 존재가 없어진다

세례 요한은 아주 급박하게 상황을 설정하였다.

회개는 모든 관심과 집중을 바로 이 자리, 이 순간에 벌어지는 사
건이다. 이 사건을 통해 나의 전 몸이 변형을 일으키고 기적 아닌
상식의 치유사건이 일어난다. 예수님의 치유방법은 즉각 즉각 이루
어지는 사건이었다. 내일은 없다. 오늘 이 순간만이 존재한다는 것
을 알아야 한다.

서자의 한계

이제마 선생은 1837년에 태어났다. 호는 동무(東武)로서, 조선의 무인이라는 의미이다. 18세기 외국의 강호들이 식민지정책의 일환으로 조선을 넘나들며 침입하는 것을 지키겠다는 의미도 담겨 있는 게 아닌가 싶다.

선생은 전주 이씨이다. 전주 이씨 가문은 다 알다시피 이조의 왕족이었다. 그의 가계에서는 크게 벼슬을 한 사람은 없으나 함흥에서는 명성이 자자한 집안이었다. 선생의 아버지인 무오공(이 진사)은 20세의 약관에 문무 양 과에 모두 등과할 정도로 인물과 재질이 뛰어났다고 한다.

이제마 선생은 적자가 아니었다. 당시의 조선 사회에서 적자가 아닌 서자의 위치란 게 일반 평민보다도 못하였지만, 조부인 충원공(忠源公)은 특별히 이제마를 아끼고 큰 기대를 가졌다고 한다.

거기에는 특별한 연유가 있었다.

어느 날 밤 충원공의 꿈에, 웬 사람이 탐스런 말 한 마리를 끌고 오면서, 제주도에서 가져온 용마인데 아무도 알아주는 사람이 없다면서, 그저 줄 테니 잘 키워 보라고 말한다. 너무도 잘생기고 탐스러워 어루만져 보는데, 그때 마침 밖이 소란하여 화들짝 놀라 잠이 깨었다.

밖에서는 때아닌 일로 사람들이 모여서 웅성거리고 있었다. 아랫사람을 불러들여 연유를 물어 보자, 웬 여인이 강보에 싼 아이를 안고는 "이 집 자손"이라고 말한다는 것이었다.

아들인 이 진사를 불러 자초지종을 물었다. 그만한 사정이 있었다. 문득 꿈 생각이 나서 아이를 받아들이고는, 이름을 제마(濟馬)라고 지었다. 제주도에서 온 말이라는 뜻이었다(이능화의 기록은 조금 달라서, 어머니가 제주도에서 가져온 말 꿈을 꾸고 나서 얻은 아들이라고 하여 붙인 이름이라고 한다).

그때까지 이 진사에게는 본처 소생의 아들이 없었기 때문에 제마를 적자로 입적하였다. 그러나 적자가 아니라는 사실을 세상 사람들이 다 알기 때문에 제마는 문과급제 같은 것은 아예 생각지도 않고 어려서부터 활쏘기와 말타기를 즐겨했다고 한다.

제마는 일곱 살부터 함흥의 학자로 알려진 백부 직장공(直長公)에게서 한문을 수학하였는데, 조용히 않아 책을 읽는 것보다 칼쓰기·활쏘기 등 무예를 즐기어, 이때 스스로 동무(東武)라는 호를 짓고 무인의 기상을 길렀던 것 같다. 또한 워낙 총명한데다 집안에 책도 많아서 어려서부터 학문이 꽤 깊었다.

조선후기의 시대 환경

이제마가 태어날 무렵의 조선은 전반적으로 고질적인 사색당쟁과 봉건제도의 악순환 속에서 허덕이고 있었다. 이를 타파하고자 하는 개혁사상이 꿈틀거리고는 있었으나, 관기가 문란하고 기근과 전염병 등으로 도탄에 빠져 어느 누구도 나라를 바로 인도할 수 없는 난국이었다.

날로 심해 가는 세도정치와 정치의 부패에 민심이 이반되어 홍경래 난을 비롯하여 진주민란과 같은 항쟁이 연이어 일어났으며, 조그마한 한반도를 사이에 두고 야욕에 가득 찬 열강이 호시탐탐 넘겨다보며 내우외환의 암운이 짙게 뒤덮었던 시기이기도 하다.

이제마 선생이 살았던 조선 후기 사회를 이해하는 하나의 단초로서 기근과 전염병에 대해 살펴보자. 기근과 전염병은 사실 조선 사회 전반에 엄청난 위력으로 영향을 주는 절대적인 요소였다.

그리고 이를 이해하면 왜 이제마 선생이 그의 저서인 《동의수세보원》의 주 텍스트를 장중경의 《상한론》에 두었는지 알 수 있다.

《상한론》에서 상(傷)이란 전염병에 걸렸다는 의미이며, 한(寒)이란 단순히 감기나 추위를 말하는 것이 아니라 외사(外邪)를 총칭하는 말로, 당시에는 이를 마마나 흑사병 혹은 콜레라와 비슷한 전염병을 의미했다.

이런 전염병이 돌면 한 마을 전체가 몰사하는 것은 물론이고, 바로 다음날 다른 마을로 순식간에 전염되어 거의 모든 사람이 몰사하는 역병을 의미한다. 특히 조선 후기에는 민란의 발생률이 높고 이농현상이 잦은 것을 볼 수 있는데, 자료를 보면 그 이유가 기근과 전염병 때문인 경우가 많았다.

　1914년 조선 총독부의 인구조사에 의하면 19세기 초반 인구는 대략 1,600만 명 정도로 파악되는데, 이 중에서 전국에서 파악되는 기민의 숫자가 840만 명 정도로 기록되어 있다. 조선왕조의 후기 기록에는, 100년 만의 기근이라는 말이 자주 나온다.

　이것은 그만큼 기근의 피해가 심하다는 말이다. 따라서 중앙정부에서는 거의 3년이나 4년마다 기근에 대한 대책을 세워야 했다.

　실제로 기근을 당하면 유민(流民)이 대규모로 발생하는데, 유민이 되어서 떠돌다가 어린이가 거추장스러우면 버리고 가는 경우가 많았다.

　7, 8세 되는 아이가 쫓아오니까 나무에 붙들어 매놓고 도망갔다는 기록도 보이며, 심지어 기근이 심해 자신의 자녀들을 잡아먹었다는 기록도 있다.

　이처럼 당대의 기근은 사회 전반에 걸쳐 여러 가지 변화와 충격을 가져오는데, 대부분 심각한 기근이 지나가고 난 다음에는 정부에 대한 불신으로 저항운동이 일어났던 것을 보게 된다.

　이런 기근과 더불어 주목해야 할 것이 전염병에 대한 문제였다.

　조선 후기의 전염병 중에서 가장 심각하게 맹위를 떨쳤던 것은 콜레라였다. 이 콜레라는 일본과 중국에서도 그 폐해가 만만치 않았는데, 일본과 중국의 콜레라 발생기록과 우리나라에서 대규모 전염병이 일어난 기록이 거의 일치하고 있어, 수많은 사람들이 콜레라에 의해 생명을 잃었다는 것을 짐작할 수 있다.

　현종에서 철종에 이르는 기간 동안, 전염병으로 한 해에 10만 명 이상 죽었다는 기록이 모두 6차례나 나온다. 10만 명 이하의 사망자를 낸 전염병의 경우에도 60여 차례가 나오는데, 그 중에서 가장 심각한 경우는 1693년 숙종 연간의 전염병과 19세기 초 순조 연간의 전염병을 예로 들 수 있다.

　숙종 연간에는 23만 명의 사망자가 났으며, 정조 연간에는 13만

명의 사망자 기록이 보인다. 이는 수사학적인 표현이 아니라 실제의 사망자 수를 말한다.

서양사람들이 바로 순조 연간인 1821~1822년에 유행했던 전염병에 관한 기록을 남긴 게 있다.

22년에 일어났던 이야기를 40년이 지나도 벌벌 떨면서 얘기했다는 기록이 있는데, 이는 한두 사람이 목숨을 잃는 게 아니고 온 마을이 다 죽고 다음 마을로 전염되어 그 마을까지 쑥대밭으로 변한 사실을 말한다.

인구 손실이라는 측면에서 볼 때, 임진왜란 7년 동안 조선이 당한 인명 손실은 대략 50만 명이었으며 짧은 병자호란 때 중국으로 끌려간 인구는 약 30만 명이었다.

이때 당한 인명 손실은 사회·경제·문화·인류에 엄청난 문제를 야기했으며, 시대구분의 기준을 삼을 만큼 주목을 끄는 사건이었다. 그러나 한번의 전염병으로 20~30만 명이 쓰러져 가는 상황에 대해서는 무관심한 편이었다.

조선 후기에는 전염병이 유행하면 정부에서 비상 대책반을 구성하였는데, 이것이 바로 '비변사'였다. 비변사는 전쟁이나 국방을 담당하는 기관으로서 국가 재난에 대비한 기관으로 볼 수 있다. 그만큼 이 당대에 전염병을 1급 국가 재난으로 인식한 것이다.

이처럼 조선 후기의 삶은 배불리 먹고 오래 행복하게 살았던 시대가 아니라, 전염병이 성행하고 1년에 10만 명 이상이 전염병으로 죽어 가는 암흑의 시대였다.

바로 이러한 시대를 살아가는 지식인, 곧 양반들이 의학에 관심을 가지게 되는 건 자연스런 현상이었을 것이다.

특히 성리학을 근간으로 하는 사변이성과 철학, 그리고 그들의 인식관은 더욱 현실적이고 실제적인 부분에 관심을 갖게 되었다.

정약용 선생도 의학에 지대한 관심을 가지고 《마과회통》를 저술하여 사변적인 의학의 논리를 부정하고 현실적이고 실제적인 의학관을 제시하였는데, 이는 종두법을 소개한 것만 보아도 그의 학문적 자세가 얼마나 현실적이며 실제적이었는가를 보여 주는 것이라 하겠다.

정약용과 같은 지식인이 의학에 대해서 관심을 가질 수밖에 없었던 것은 양심 때문이었다.

1년에 10~20만 명이 죽어 나자빠지는데 이 상황에서 성(性)과 리(理)를 논해 본들 무슨 의미가 있겠는가. 당연히 지식인이라면 이런 상황에서 자신의 지식을 생명을 구하는 데 사용하는 것이 당연한 도리라고 생각했을 것이다.

유의(儒醫)라는 명칭이 생겨났을 정도로, 조선 후기의 양반 지식인들은 의학에 대해 많은 관심을 가지고 연구하였다. 이는 몰락한 양반들이 유의의 직업을 가졌다기보다는, 지식인들이 종래 바라보았던 성리학의 인식관이 좀더 실제적이고 인간 중심적으로 변했기 때문이었다.

그리하여 중인지학으로 천대받던 의학에 과감히 투신, 인간 구제를 위한 새로운 학문을 개척해 나가고자 했던 것으로 보여진다.

이제마 선생은 이러한 시대적 상황에서 태어났고, 유의(儒醫)로서 그리고 종래의 사변적이고 도식적인 의학관을 보다 실제적이고 인간 중심적인 의학관으로 바라보는 체질의학을 창시하게 되었다.

이제마의 생활

이제마의 집안은 재산이 넉넉하고 문벌 있는 가문이 으레 그렇듯 집에 서고가 있어서, 경사(經史)와 자집(子集) 등 고전을 두루 섭렵할 수 있었다. 특히 주역에 통달하여 철학의 깊은 조예를 갖추었고, 불붙는 학구열로 침식을 잃을 정도로 진리탐구에 몰두했다고 한다.

이제마의 외모는 얼굴 생김이 우람하고 다부지며, 눈빛은 반짝반짝 마치 샛별같이 빛났다고 한다. 그리고 광대뼈가 융기(隆起)하고 음성이 종소리 같아서, 누구든지 한번 보면 가히 비상한 사람임을 알게 되었다고 한다. 하지만 서자라는 신분에서 오는 현실에 대한 반항과 현실을 벗어 나가고자 하는 초현실적인 외향적 성격이 그의 사상과 성격에 영향을 미치게 되었다.

이렇게 자기 재능을 막는 현실의 굴욕과 역경은 정신적으로 고독하게 했고, 육체적으로도 잔병이 그치지 않았다고 한다. 더구나 아무것이나 식사하지 못하는 심한 음식 조절로 평범한 생활환경에 동화할 수도 없었던 그는, 원근을 마다하지 않고 명의를 찾아 최선을 다해도 의약의 효과를 보지 못하자 이러한 생활에 대한 비애와 환멸도 있었지만, 자신의 특이한 체질적 소인에서 오는 질병을 고치지 못하는 의학에 대한 불신이 컸다.

또한 치매기가 있는 어머니와 애정이나 위로를 나누지 못하여 항상 고독과 우울·사색으로 나날을 보냈다.

총명함과 더불어 남달리 예민한 감성의 소유자였기 때문에 환경에 억눌린 불만과 정열을 못이긴 울분은 번번이 건강을 해치곤 하였다. 봉건적 계급제도의 모순과 부패한 정치로 인해 혼란해진 사회상은 그의 불만과 정의감을 더욱 조정하는 한편, 그 현실에 타협하고 순응할 줄 모르는 이상주의자로 고고한 길을 달리게 했다.

늘상 신병으로 신음하던 그는, 특히 유문협착증과 다리 쪽의 다발성 신경염으로 하루도 편할 날이 없었다고 한다.

두루 명의를 찾아 치료하였으나 효과가 없자, 나중에는 스스로 고전을 연구하여 처방을 써보았지만 이론과 같이 완치되지 않음을 보고, 앞에서도 잠깐 언급하였듯이 기존 의학에 대한 회의를 품게 된다.

그로부터 이제마는 뜻을 달리하여, 과거부터 읽혀 오던 주역의 깊은 뜻을 다시 풀어서 의학의 근본원리에 적용, 새로운 관점에서 인체를 인식하게 된다. 그는 한약의 기본은 역리(易理)에 있는 것으로 생각하여 하나의 태극이 양(陽)·음(陰)의 두 현상의 상대성 법칙에서 나누어지고, 다시 사상(四象)으로 음중양(陰中陽)·음중음(陰中陰)·양중양(陽中陽)·양중음(陽中陰)이 생긴다고 여겼다.

그리하여 순양(純陽)·순음(純陰)·반음(半陰)·반양(半陽)이라는 현상을 인체에 결부시킬 묘리를 채득하고 새로운 착상을 모색하게 되었다.

그러던 중, 많은 고전을 고증하고 고심한 결과 인체 역시 음양 사상의 범주에서 결코 벗어날 수 없으며, 인간은 모두 네 가지 형의 체질로 형성되었다는 것을 깨닫는다.

곧, 내장기(內臟器)인 오장육부의 생리인 기능 항진과 기능 저하를 크고 작음과 강약에 근간을 두고 그 분류의 가능성을 임상적 실증과 철학적 논증에서 발견한 것이다.

이것은 지금까지 이어져 왔던 병리학적 시각과 가치론적이면서 관념론적인 기존의 의학적 방법에서, 체질에 근거한 장부생리학적인 중심에서 새롭게 바라보게 된 것을 의미한다.

이제마의 사상과 학문적 경향에 결정적으로 영향을 미친 사람으로는 예암(藝菴) 한석지(韓錫地)를 들 수 있다.

한석지는 이제마보다 약 30년 전 사람으로《명선록》을 남겼는데, 이 책은 조선의 정신적 기초가 되었던 성리학의 청담공론의 관념적 인식을 신랄하게 비판한 것으로, 세상에 공표되면 사문난적으로 몰릴 것을 우려하여 자신이 죽은 후 50년이 지난 뒤에야 출간하라는 유언을 남길 정도로 현실 비판적인 서적으로 평가된다.

이제마는 현실을 도외시한 관념적 학문의 형식적 태도를 배격하고 실사구시의 현실적 인식에 투철하였는데, 한석지의 학문은 그의 학문적 태도에 새로운 자극이 되었던 것이다.

이제마는 만년에 모친의 신병으로 고향에 돌아가 있었는데(1896년), 이때가 마침 이제마를 직접 보고 만난 사람 중 유일하게 이제마의 평선을 쓴 이능화의 부친집에 기거하고 있었던 시절이다. 이능화의 입을 빌리면,

"선생은 필자의 집에 유숙하시며 우리 선친과 교우를 화목하게 하셨다. 그때 선생이 사상의서(四象醫書)를 저작하셨다. 선생은 매일 남산에 올라가 솔잎을 뜯어 씹으시며 약리를 연구하셨는데 솔잎의 성질이 태양인에게 가장 적합하였다. 선생은 태양인으로 자처하셨는데 병이 나면 마른 감과 메밀국수를 복용하시면 쾌유하셨다. 필자도 안질이 나서 몇 번이나 눈이 멀었는데 선생이 내 안질을 보고 네 눈병은 소양인의 위열병(胃熱病)으로 생기는 병인즉 보통 안질로만 치료하면 나을 수 없다. 급히 와 활석(滑石)을 조제하여 먹어라 그

중량은 대변이 순조롭게 내릴 정도면 좋다고 말씀하셨다. 그러나 우리 집 사람들은 활석은 지극히 냉한 것이라 함부로 쓸 수가 없으니 처음은 조금씩 먹고 차차 많이 먹는 것이 좋다고 하였다. 그래서 처음은 조금씩 먹었으나 약 반 근 가량 먹은 후에 비로소 대변이 원활히 되고 안질도 전결(全抉)케 되었다. 이에 선생은 미리 소양인에게 응용할 만한 네댓 가지 약방을 만들어 어떤어떤 증세에는 어떤어떤 약방을 응용하라고 부탁하시고 훈계하시기를 대개 범인의 병이란 칠정(七情)의 절도를 잃는 데서 발하는 것이다. 너는 소양인인 즉 슬픔과 노함을 쉽게, 급하게 내는 것을 주의하여 함부로 애노(哀怒)의 감정을 함부로 발하지 아니하면 평생에 병이 없을 것이라고 말씀하셨다. 내가 지금까지 삼가 지키고 그 훈계를 어기지 않았다. 내가 어려서 병이 많았으나 삼십 이후부터는 자못 건강한 것은 선생이 가르쳐준 덕이었다."고 기술한다.

이제마는 후에 고원군수로 천거되었으나 굳이 사양하고 취임치 않았다. 그후 한운야학(閑雲野鶴)으로 짝을 삼아 저술과 가르치는 일로 일을 삼았는데, 그때 저술한 것이 사상의서인 《동의수세보원(東醫壽世保元)》이다. 이것은 특히 병고로 신음하는 모든 백성을 구제하려는 자비심에서 나온 것이었다.

그때 문인(門人)으로는 김영관·한준연 등이 있었으며, 이외에 사숙(私淑)한 사람이 아주 많았다고 전해진다. 이에 사상의학이 세상에 퍼져 오늘에 이르게 된 것이다.

이 책은 성명론(性命論)으로부터 시작하여 사단론(四端論), 확충론(擴充論), 장부론(臟腑論), 의원론(醫源論)에 이르렀는데 (少陰人腎受熱表熱病論, 少陰人胃受寒裏寒病論, 泛論, 少陽人脾受寒表寒病論, 少陽人胃受熱裏熱病論, 泛論, 太陰人胃脘受寒表寒病論, 太陰

人 肝受熱裏熱病論, 太陰人內觸少腸病論) 나중에는 사상인 변증론
으로써 끝을 맺었다.

이능화는 이를 두고, "선생의 이치는 지극히 묘하고 그 효력이 신
과 같아 가히 앞서 있는 사람의 발명치 못한 바를 발명한 것이다.
그러나 만약 의심이 있어서 잘 알 수가 없는 경우에는 선생은 그 사
람과 함께 숙식을 같이하며 수삼 일을 지내면서 여러 가지로 물어본
후에 그 사람이 어떤 사람인 것을 알게 되었다. 선생의 태도가 이같
이 신중하고 정성스러웠다. 한마디로 말하자면, 선생의 학(學)은 격
치(格致)요, 선생의 서(書)는 인술(仁術)이었다."라고 전한다.
이제마는 1900년 고종 4년 8월 3일 오후 7시, 향년 63세를 일기
로 생을 마친다.

몸 건강론-만물의 근원, 수화지교(水火之交)

동양학에서는 만물의 생성변화를 설명하기 위한 두 가지 형태로서 음과 양을 끌어들여 왔다.

음양사상은 주역의 본 텍스트인 건괘(☰)와 곤괘(☷)가 음양의 근거가 되는데, 음과 양은 우주의 변화 속에서 대등한 관계를 가지며 각기 그 기능이나 작용이 다른 것으로 보았다. 여기에서 음은 수동적 기능이고 양은 능동적 기능을 상징한다.

건괘는 모든 만물이 시작되는 것으로서 하늘의 모든 기능을 담고, 곤괘는 모든 만물이 생성되는 것으로서 하늘의 기능을 잘 이어가는 것으로 보았다. 이 두 음양이 서로 만나 교감하는 것이 바로 변화이고, 그 변화에 따라 만물이 생겨난다고 보고 있다. 이 두 변화가 움직이는 반응을 감(感)이라고 부르는데, 그것을 곧 크리에이티브 필링(creative feeling, 창조 그 자체의 작용을 갖는 느낌)으로 보았다.

즉, 건(양, 하늘)은 만물을 덮고 곤(음, 땅)은 만물을 싣는 것으로 보아, 천지를 기계적이고 물리적인 것으로 본 게 아니라 하나의 생명체이며, 이 음과 양이 서로 덮고 실음에 의해 모든 생명이 탄생하고 만물이 생겨난다고 보았는데 그 작용을 감(感)으로 본 것이다.

하늘의 길은 남자의 원리를 이루고 땅의 길은 여자의 원리를 이루어 이 두 기가 서로 교감하여 만물을 생성하고 변화시킨다.

만물이 이렇게 해서 생겨나고 또 생겨나며 변하고 움직이는 것이 끝이 없는데, 생겨나고 변화하는 현상의 근원작용을 음양의 어느 한 면에서 구하지 않고 양자 사이에서 교류되는 감에서 구한 것이다. 즉, 모든 만물을 창조하는 창조적 에너지는 교감(交感)에 있다고 본다.

교감은 상대적인 기운으로만 가능하다. 하늘과 땅이 교감하듯 남자와 여자가 교감하여 자녀를 양육하고, 불과 물이 작용하여 에너지를 만들고, 낮과 밤이 어우러져 만물을 기르고, 봄과 여름 기운이 가을과 겨울 기운을 만나 씨를 만들고, 씨가 싹을 내어 꽃을 만들고, 꽃이 떨어져 열매가 되고, 열매가 더욱 굳어져 다시 씨가 되듯이 교감은 음양이라는 상대적인 기운에 의해 이루어지는 생명의 작용이다.

모든 생명 있는 것들은 상대적인 기운이 만나는 교감에 그 근원을 둔다. 한의학에서는 이를 수화지교(水火之交), 수승화강(水升火降)이라 이름하기도 하는데, 주역에서는 건괘와 리괘가 만나고 교감하는 상으로 보고 있다.

요즘은 사상의학을 모르는 분이 없다. 웬만한 사람이면 자신의 체질은 어느 정도 측정하며 감별할 수 있는 식견까지 갖추고 있을 정도로 사상의학은 우리의 삶에 많은 영향을 끼치고 있다.

무슨 체질에는 어떤 음식이 좋고, 어떤 음식은 무슨 체질에 안 좋고… 모두 나름대로, 살아가는 방식대로 그리고 배운 대로 느낀 대로 적용하며 살아가고 있는 것이다.

사상의학을 하시는 분들도, 많은 사람들이 사상과 체질의학을 거론하다보니 사상의학과 체질을 말하지 않으면 명함을 내밀 수도 없게 되어, 사상과 체질의학을 남의 다리 긁듯이 말하는 경우도 많다.

이 때문에 이제마 선생의 《동의수세보원》이나 《격치고》, 또는 《동무자주풀이》 혹은 《동무유고집》에서 우리들에게 들려주고 싶어하는 사상의학의 핵심이 무엇인지 모르고, 뿌리의 근간을 설명하려 표현했던 지엽적인 부분들이 어느새 사상의학의 근간이 되는 것처럼 보일 때가 많다.

이제마 선생은, 어떤 체질에는 어떤 섭생을 해야 하고 무슨 체질에는 무슨 음식을 먹어야 된다는 식의 외부적 방법을 동원한 어떠한 치료법도 말씀하지 않았다.

인체를 바라보는 인식의 문제에서, 무슨 체질에는 어떤 음식을 먹어야 된다는 약장사 같은 수준의 생각이 선생의 인식에는 전혀 자리잡고 있지 않았던 것이다.

단지 장부의 균형을 말함에 있어 그 장부의 호선지심과 호오지심을 발현하는 성정(性情)을 조절하는 데 긴요한 약물과 식품을 체질에 따라 말했을 뿐이다. 그리고 동일한 식품과 약물일지라도 그 식품과 약물이 체질에 따라 나타나는 작용과 반작용이 다르게 나타나며, 그 쓰임의 용례가 체질에 따라 달리 나타나고 있음을 예시하였을 뿐이다.

따라서 이제마 선생에 있어서 중요한 문제는 어떤 체질에 어떤 약과 어떤 음식이 중요하다는 식의 병증(病症) 약리(藥理)에 있었던 것이 아니라, 보다 근원적인 문제인 마음의 문제, 즉 심(心)의 성정(喜怒哀樂의 감정)을 조절함으로써 장부의 생리력인 호선지심을 어떻게 하면 잘 발현시킬 것인가에 대한 궁극적인 문제를 다루었던 것이다.

즉, 이를 달리 표현한다면 마음의 성정인 희로애락을 잘 다루어 호선지심의 장부의 생리력이 잘 발현된다면, 어떤 약과 어떤 식품을 먹든지 그것은 이차적인 문제라는 얘기이다.

이제마 선생에게 중요한 것은 마음의 문제였지 병증 약리는 그 다음의 문제였던 것이다. 그래서 호연지기(浩然之氣)는 병증 약리로 조절이 되지만 호연지기(浩然之理)는 병증 약리가 아닌 마음으로 다스려진다고 보았다.

즉, 성경의 "무릇 지킬 만한 것보다 더욱 네 마음을 지키라 생명

의 근원이 이에서 남이니라"(잠언 4장23절)

"마음의 즐거움은 양약이라도 심령의 근심은 뼈로 마르게 하느니라"(잠언 17장22절)라는 말씀처럼 마음의 결정인 호연지리가 결국 호연지기를 결정하고, 결국 이것이 호선지심과 호오지심을 결정하는 것으로 보았다.

이제마 선생에게 제일 중요한 것은 마음이었다. 호연지기가 나오는 장부의 생리력은 성인이나 중인, 악인이나 선인의 장부생리력은 모두 동일한 호선지심(好善之心)을 발하는 것이지만, 호선지심이 호오지심(好惡之心)으로 변하는 것은 마음에서 결정되며, 결국 호오지심의 영향을 받은 장부생리력은 질병을 유발하게 되고 결국 죽음에 이르게 된다고 보았다.

따라서 바울 선생이 전통 율법주의적인 형식적 규례와 바리새인과 같은 위선적인 행위를 걷어치우고 "네 몸이 성전이다"라는 인식에서 출발하여, 삶의 실천인 마음을 새롭게 하고 변화를 받아 주의 온전한 뜻을 묵묵히 실천해 나가는 삶이 바로 산 제사와 영적 예배라고 말한 것처럼, 이제마 선생이 말씀하시는 몸론도 결국 바울 선생의 지향점과 다름이 없다.

자신의 마음을 닦지 않고 저질러진 질병과 죄를 자신의 잘못으로 보지 않고 타인의 잘못으로 책임을 돌리는 인식의 행위나, 그러한 인식에서 만들어진 외과적 수술이나 약물요법, 식품요법, 체질요법, 민간요법 등 몸에 좋다고 하는 모든 외부적 수단을 동원하여 몸을 치료하겠다는 인식은 결국 전통 율법주의적인 형식적 규례와 바리새인과 같은 위선적인 행위의 다름이 아니다.

아무리 타인의 잘못으로 생긴 잘못과 죄일지라도 그 잘못과 죄는 이분되지 않는다. 언제나 함께 나누어지는 것이다. 잘못과 죄는 혼자 있을 때 생기는 것이 아니기 때문이다. 인간은 어차피 관계성 안에서 맺어지는 사회적인 동물일 뿐이다.

마음을 새롭게 하고 변화를 받아 주의 온전한 뜻을 묵묵히 실천하는 바울의 삶과 마음을 지켜 호선지심을 발현하는 이제마의 삶은 동일하다.

그래서 이제마 선생은 사상의학의 대 결론을 다음과 같이 내린다.

천하의 악 중에서 어진 사람을 시기하고 남의 재능을 질투하는 것보다 더 나쁜 것이 없으며, 천하의 선 중에서 어진 사람을 좋아하고 선한 것을 즐겨하는 것보다 더 큰 것이 없다.

천하의 병에 걸린다고 하는 것은 어진 사람을 시기하며 남의 재능을 질투하는 것에서 나오는 것이요, 천하의 병을 구원한다는 것은 어진 사람을 좋아하고 선한 것을 즐겨하는 데에서 나오는 것이다.

그러므로 어진 사람을 시기하며 남의 재능을 질투하는 것은 천하에서 가장 큰 병이요, 어진 사람을 좋아하고 선한 것을 즐겨하는 것은 천하에서도 아주 큰 약이 되는 것이다.

天下之惡 莫多於妬賢嫉能 天下之善 莫大於好賢樂善　天下之受病都出於妬賢嫉能 天下之救病　都出於好賢樂善　妬賢嫉能 天下之多病也 好賢樂善 天下之大藥也

바울과 이제마에게 성인은 따로 없었다. 그리고 두 분 다 우리 몸을 성전으로 비유했다. 우리 몸을 온전히 실천함으로써 성인의 삶에 도달할 수 있다고 보았던 것이다.

"네 몸이 성전이다" 라고 말씀한 이 두 분의 위대성은 인류 역사상 처음이자 마지막의 외침이었다.

유대교와 헬라인이 선호하는 이적과 지혜의 사변이성, 그리고 조선 5백 년의 성(性)과 정(情)의 이분법적인 논리 속에서 현실을 외면한 사변이성의 타락을 이제는 상식적인 현실의 차원으로, 즉 몸이 성전이라고 하는 생물학적인 현실의 차원으로 끌어내린 데에 두 분의 위대성이 있다.

그 동안 인간의 몸 밖에 두었던 하나님의 신성이 이제 몸 안으로 들어왔다.
내 몸 안에 있는 하나님의 신성을 잘 발현하여 마음을 새롭게 하고 성정을 잘 부려 우리 장부의 호호지심하는 생리력을 온전히 발현하는 사람, 그를 우리는 성인이라 이름한다.

제 4 장

사상의학

사상의학이란 무엇인가

사상의학의 유래

사상의학은 종래의 병리학적 중심의 의학을 개인의 개별적 장부의 특성을 고려한 인체중심의 의학으로 새로운 관점에서 인간과 질병을 해석한 독창적인 조선의 의학이다.

사상의학(四象醫學:체질의학)은 동무(東武) 이제마(李濟馬) 선생이 1894년《동의수세보원(東醫壽世保元)》을 완성한 뒤 1900년까지 개정하여 1901년에 발표, 제창한 의학으로서, 조선 근세 의학의 총결산인 동시에 동양의학의 꽃이라고 볼 수 있다.

서구 2,000년의 철학사가 칸트라는 한 철학자를 통해 집결된 것처럼, 동서의학의 모든 패러다임은 이제 사상의학이 갖고 있는 실천윤리의학으로 집결되고 바꾸어져야 할 것이다. 21세기의 문명과 의학은 조선의 사상의학이 이끌어갈 것으로 본다.

사람은 타고난 개개인의 성정(性情)과 재능(才能), 식성(食性),

병리(病理)가 각각 다르다. 이렇듯 사상체질 의학은 사람의 체질을 장기적(臟器的)인 특성을 기준하여 네 가지로 구분한 뒤 체질별로 적합한 음식과 약을 사용, 현재의 병과 병이 발생한 근본원인을 동시에 치료하는 예방의학과 치료의학이 혼합된 의학이다.

사상의학은 사람마다 각각 독특한 체질과 생리·심리·성격을 구분하여 임상치료에 임하여 지금까지 동서 어느 의학보다도 치료 성과가 빠르며, 근원적으로 급·만성병을 치료할 수 있었다.

그러나 지금까지 체질 감별과 체질 진단은 무시되었고, 최근에 연구된 여러 체질 감별 진단기들은 많은 오류를 노출시키고 있었다.

또한 체질 감별의 진단이 의사를 중심으로 이루어져, 일반인은 체질이 무엇인지 알 수 있는 체질 감별법을 자신의 것으로 소화시키기가 어려운 게 현실이었다.

따라서 내 몸과 가족의 치료는 내가 한다는 마음으로 누구나 체질 감별을 쉽고 명확하게 배우고, 이제마 선생이 우리들에게 전달하고자 하는 메시지가 어디에 있는지 정확히 알아서 삶의 실천까지 옮긴다면 성인은 따로 존재하지 않는다고 생각한다.

사상의학은 동서의학이 지금까지 보여주었던 의학의 한계를 극복, 제시할 수 있는 의학이라는 점에서 미래의학으로서의 가능성이 높다. 지금까지의 모든 의학은 질병을 중심으로 보았지만 사상의학은 질병을 본 것이 아니라 사람을 보았다.

즉, 사람의 체질인 장부의 기능이 크고 작음의 차이에 따라 질병의 반응과 기전, 병의 발생원인이 다르게 나타난다는 것과, 그 체질의 생리력의 좌우는 희(喜)·로(怒)·애(哀)·락(樂)의 감정에 달러 있으며, 폐비간신(肺脾肝腎)으로 이 성성을 소설함으로써 질병을 예방하고 치료할 수 있다는 사실을 명료하게 제시하였다.

희·로·애·락의 감정은 성인이든 중인이든 누구나 다 가지고 있는 순수·본능의 세계이며, 하늘이 우리에게 내려준 생명의 욕구라는 사실이다. 따라서 성인과 중인(일반 사람)의 폐비간신과 희·로·애·락의 성정이 하늘로부터 따로 정해져서 내려진 것이 아니며, 단지 '마음'을 어떻게 사용하느냐, 어떻게 절제하느냐에 따라서 성인과 중인이 결정된다는 것이 이제마 선생의 생각이다.

우리 몸에는 병을 막을 수 있는 저항력뿐만 아니라 병 그 자체를 자생적으로 물리칠 수 있는 능력이 있다.

우리 몸에 맞는, 즉 체질에 맞는 음식과 생활습관을 유지한다면 병은 자연히 치유될 수 있다는 얘기이다.

그래서 이제마 선생은 《동의수세보원》이 시작되는 성명론에서 병이 발생치 않도록 내 자신이 올바른 행동양식을 유지하라고 말한다. 이 점이 사상의학의 핵심을 보여주는 부분이다.

문제는 어떻게 하면 체질을 쉽게 그리고 정확하게 감별하여 내 몸과 이웃의 건강을 유지할 수 있을까 하는 점이다. 이것은 이제마 선생의 사상의학에 근본하여 장국단장(臟局短長 - 인체를 이루고 있는 폐비간신의 생리적 변화가 기능항진과 기능저하로 가는 유형으로 구분한 것)에 따른 우리 몸의 생리적인 현상을 기초로 했을 때 체질 감별을 정확하게 할 수 있다.

《동의수세보원》에서 사단론(四端論)을 보면, 사람은 누구나 태소음양인의 네 가지 체질을 벗어날 수 없다고 말하고 있다. 이 말은 태소음양인의 장부가 모두 고르게(즉, 각 장부의 음과 양이 서로 넘치거나 기울지 않는 평형의 상태) 이루어지지 않았다는 뜻이다.

우리 인체의 생리나 모든 사물의 이치가 그렇듯 에너지의 방향은 높음에서 낮음으로 향하게 되어 있다. 차고 넘치는 것에서 부족한 것으로 이동하는 것이 자연의 이치이다.

그 에너지의 흐름에서 인체의 모든 생리력은 흐르고 또 흘러서 생명을 존속하게 한다. 우주의 모든 사물의 이치도 그렇다. 한(寒)과 열(熱)이라는 반응도 그렇다. 한이든 열이든 모두 온도라는 현상인데, 그 온도의 높음과 낮음의 차이에 의해 인체의 생리와 사물의 생리는 돌고 도는 것이다.

모든 생명이 움직이고 순환되는 현상은 이런 에너지의 편차에서 비롯된다. 역으로 말하면, 에너지의 편차가 없으면 생명은 움직이지 않고 만물은 길러지지 않는다. 즉, 체질이라는 편차가 없으면 생명은 유지될 수 없다. 이것이 에너지의 법칙이다.

인체 생리의 균형인 호미오스타시스라는 항상성은 어떤 고정된 균형과 형평을 말하는 것이 아니다.

각각의 사람에게 주어진 체질이라는 특성을 잘 살려서, 그 맡은 사명과 직분을 잘 감당함으로써 온전한 장부의 생리력을 유지하는 것이 호미오스타시스라는 항상성이다.

장부의 생리력은 변함이 없는데 그 생리력을 부리는 내 마음의 욕심 때문에 호선지심의 생리력이 호오지심의 생리력으로 바뀌는 것이다.

호오지심과 호선지심이 발현될 수 있는 것은 바로 장부의 균형 차이 때문이다. 따라서 한 체질에서 생기는 호선(好善)의 마음과 호오(好惡)의 마음을 결정하는 것은 결국 성정(性情)을 어떻게 다스릴 것이냐에 달려 있다.

성(性)이란 마음에 욕심이 없는 것으로 내 안에 내가 없고 오직 하나님만 드러나게 하는 마음이며, 정(情)이란 마음에 욕심이 있는 것으로 내 안에 하나님이 없고 오직 내가 중심이 된 마음을 말한다.

이제마선생은 이런 호오의 마음을 나타내는 사람의 유형을 네 가

지로 보는데 비박탐나(鄙薄貪懦)라는 다음과 같은 네 가지 욕심의
마음으로 분류한다.

비인(鄙人) — 예를 버리고 제멋대로 하는 사람을 말한다. 보통은 비루
한 자, 막되먹은 사람을 말한다.

박인(薄人) — 지혜를 버리고 그 지식으로 일을 꾸며 사리만을 꾀하는
자로서, 경박한 사람을 말한다.

탐인(貪人) — 인애를 버리고 욕심을 내는 자로서, 탐욕이 있는 사람을
말한다

나인(懦人) — 의리를 버리고 안일만을 꾀하는 자로서, 나약한 사람을
말한다.

장부 생리력의 관점에서 보면 성인의 장부나 소인의 장부는 모두
동일한 생리력을 가지고 있다. 마찬가지로 성인과 소인은 모두 체질
이라는 장부 생리의 변별적인 특징에서 벗어날 수 없다. 따라서 소
인만 비박탐나의 마음이 있고 성인은 비박탐나의 마음이 없는 것이
아니라, 성인은 절대로 자신의 사사로운 욕심을 꾀하지 않는다는 것
이 소인과의 다른 점이다.

성인에게도 비박탐나의 욕이 있지만, 그 욕에 자신의 이익을 꾀하
는 욕심이 없기 때문에 비박탐나의 자리에 인의예지가 대신한다.

그러니까 인의예지나 비박탐나의 한 뿌리는 욕이라는 생리력이지
만, 그 욕을 어떻게 발현하느냐에 따라 비박탐나와 인의예지로 나타
나게 되는 것이다.

성인의 마음에 욕심이 없다는 것은 불교나 도교에서 말하는 무욕

을 말하는 것이 아니다. 어떤 사람도 생명을 입는 한 욕을 떠날 수는 없다. 욕을 떠났다고 하는 사람의 행위나 말은 거짓과 위선의 다름이 아니다.

하나님도 욕을 가지고 계셨고 예수님도 욕을 가지고 계셨다. 단지 하나님과 예수님은 천지를 창조하시고 인류가 잘 다스려지지 못하는 것을 걱정하느라 자신의 욕심을 찾을 여유가 없었을 뿐이다. 예수님은 이러한 마음을 온전히 품었고 실천하셨다. 이것이 바로 "흠 없고 순전한 어린 양"의 모습이다

이 온전한 마음은 우리도 품을 수 있다. 예수님은 우리와 똑같은 몸을 입고 몸이 갖고 있는 생리의 한계를 모두 가지고 있으면서 완전함을 입으셨다. 그래서 예수님은 우리에게 "너희도 완전함을 입으라"고 말씀하셨다.

이런 성인된 마음을 이제마 선생은 이렇게 표현했다.

"필학불염이교불권야(必學不厭而敎不倦也) - 반드시 배우는 것을 싫증내지 말고 또 가르치는 데 나태하지 말아야 한다."

이제마에게서 성인은 멀리 있는 것이 아니라 바로 현재 나에게 주어진 삶을 최선을 다해서 살아가는 사람을 말한다.

즉, 배우는 사람은 싫증내지 말고 부지런히 성실함으로 배울 것이며 가르치는 자는 게으르지 말고 성심 성의껏 가르쳐 건강한 문명사회를 이루어가는 것을 성인의 삶이라고 본 것이다.

장부의 아름다움

　장부는 거짓말을 못한다. 싫은 것을 싫어하고 좋은 것을 좋아하는 것이 장부의 마음이다. 이런 선오(善惡)의 문제는 내 몸에 와 닿은 느낌에 의해 결정된다.

　느낌에는 좋고 나쁨의 선오라는 심미(審美)만 있지 선과 악이라는 윤리적인 개념이 자리 잡혀 있지 않다. 그런 의미에서 몸과 장부의 생리력은 심미적인 것을 추구한다.

　한방에서는 "오한(惡寒)이 난다"는 말을 한다. 곧 내 몸에 다가오는 추위라는 그 느낌이 싫다는 뜻이다. 싫다는 의미에서 오(惡)는 나쁠 수 있다. 그래서 동양에서는 선(善)과 반대되는 악이라는 말이 없다. 다만 선에 대해서는 불선(不善)이 존재한다.

　즉, 동양인들의 인식관에는 선과 악을 나누는 윤리적인 신앙관이 발달했다기보다는 심미적 인식관이 발달했던 것이다.

　대신 선과 악에 대조되는 단어로 미(美)와 추(醜), 선과 불선(不善)이 있다. 선(좋음)은 미(아름다움)가 되며, 불선(좋지 않음)은 추(싫음), 곧 오(惡)가 된다. 이 오는 싫음의 뜻이다. 그래서 동양에서는 선악을 선오로 발음한다. 이는 윤리적인 인식 보다 심미적인 인식관이 발달한 이유이다. 오한(惡寒)을 악한이라고 말하지 않는 것은 이 때문이다

　우리는 이목구비가 호선지심하는 것이 나쁘다고 말하거나 또는 그렇게 하는 것은 '죄'라고 말하지 않는다. 즉 귀는 아름다운 소리를 듣는 것을 좋아하고 눈은 아름다운 것을 보기를 원하고 코는 좋은 냄새를 맡기를 원하며 입은 맛있는 음식을 먹기를 원하는 것이

이목비구의 성(性)이다.

　따라서 이목구비라는 장부의 생리력에는 윤리적인 인식이 개입되지 않는다. 거기에는 좋고 싫음의 선오의 느낌만이 있을 뿐이다.

　성인과 소인의 호선지심하는 이목구비의 생리력은 차이가 없다. 모두 호선지심하고 인의예지의 마음이 폐비간신이라는 장부에 모두 동일하게 갖추어져 있기 때문이다.

　장부의 생리력이 온전히 발현되는 것과 인의예지의 마음이 온전히 발현되는 것은 따로 떨어져 있는 것이 아니다.

　인의예지의 발현 그 자체가 장부의 생리력의 작용에서 나오는 것이다.

사상의학에서는 폐(肺)에서는 지(智), 비((脾)에서는 예(禮), 간(肝)에서는 의(義), 신(腎)에서는 인(仁)이 나온다고 했다.

인의예지(仁義禮智)는 맹자의 사단칠정을 논할 때 사단(四端)은 인의예지, 곧 마음을 말하고, 칠정은 희로애락애오욕(喜怒哀樂愛惡欲), 곧 감정을 말한다.

우리 몸을 마음과 감정의 작용을 가진 이원론적인 인간관으로 본 것이 사단칠정론(四端七情論)의 주제이다.

측은해 하는 마음은 인(仁)에서 나오고, 부끄러워하는 마음은 의(義)에서 나오며, 사양하는 마음은 예(禮)에서 나오고, 시비를 가리는 마음은 지(智)에서 나온다고 보고, 태음인과 소음인은 인과 의의 마음이 발달하고 태양인과 소양인은 예지의 마음이 발달하였다고 이제마 선생은 보았다.

그 사단이라는 성(性, 하늘이 부여한 순수한 생명의 호선 하는 생리력)이 나오는 마음의 출발이 폐비간신이라는 장부에서 나온다고 보았던 것이다.

즉, 폐에서는 지, 비에서는 예, 간에서는 의, 신에서는 인이 나온다고 했다.

폐에서 나오는 지는 시비를 명확하게 가리는 마음으로 사람들이 서로 속이고 속임을 받는 것을 슬퍼하는 애성(哀性)의 감정을 담고 있다.

비에서 나오는 예는 사양하는 마음으로 사람들이 서로 업신여기고 업신여김을 받는 것을 분노하는 노성(怒性)의 감정을 담고 있다.

간에서 나오는 의는 부끄러워하는 마음으로 사람들이 서로 도와주고 도움을 받는 것을 즐거워하는 희성(喜性)의 감정을 담고 있다.

  신에서 나오는 인은 측은해 하는 마음으로 사람들이 서로 보호해 주고 보호를 받는 것을 좋아하는 락성(樂性)의 감정을 담고 있다.

  따라서 태양인의 장부의 경우, 폐 기능이 실하고 간 기능이 상대적으로 약하기 때문에 시비를 가리는 마음인 지가 발달하고 서로 도와주고자 하는 마음인 의가 부족한 생리를 타고났다.

  그래서 태양인은 폐와 간의 길항작용에 의해 다른 모든 장부의 생리기능이 돌아가고 유지된다.

폐비간신의 길항(拮抗)작용

　길한 작용은 장부인 폐비간신이 반대로 간다는 뜻이 아니라, 서로가 서로에게 부족한 것은 남아도는 기운으로 채우고 남아 도는 기운은 부족한 기운을 도와줌으로써 그 기운을 덜어내어 서로가 서로에게 도움이 되는 관계라는 의미이다. 즉, 태양인에게서 폐는 강한 장부로 주 기운이 되고 간은 약한 장부로 보조 기운이 된다. 주 기운과 보조 기운이라고 해서 주종관계를 말하는 것이 아니다.

　그래서 폐대간소인 태양인은 항상 서늘한 기운이 부족하고 따뜻한 기운이 상대적으로 강하게 나타나는 장부 생리의 특징으로 서늘항 기운을 보충하고 따뜻한 기운은 상대적으로 삭감하여 주는 것이 태양체질의 특징이며 그렇게 했을 때 장부의 생리력이 호선지심의 기운으로 흘러 다른 장부의 기운까지 정상적으로 흐를 수 있다고 보았다. 그래서 태양인들은 서늘하고 차가운 기운인 과일류와 해물류를 권하고 따뜻한 기운을 만들어 내는 지방과 육류는 피하도록 하고 있다.

　태음인들은 간대폐소로 항상 따뜻한 기운이 부족하고 서늘한 기운이 상대적으로 강하게 나타나는 장부생리의 특징으로 따뜻한 기운을 보충하고 서늘한 기운을 상대적으로 삭감하여 주는 것이 태음체질의 특징이며 그렇게 했을 때 장부의 생리력이 호선지심의 기운으로 흘러 다른 장부의 기운까지 정상적으로 흐를 수 이있다고 보았다. 즉, 그래서 태음인들은 따뜻한 기운인 잣, 호두, 은행, 행인 등의 과육류를 권하고 서늘한 기운을 만들어 내는 해물류는 피하도록 하고 있다.

　기운은 흘러가는 방향과 자세가 있다. 즉, 기운은 주어진 조건하에서 흘러가는 자세와 방향과 성격이 계속 달라진다. 즉, 동일한 기운이어도 그 기운에 어떤 조건이 주어지느냐에 따라 성격과 흘러가는 자세, 방향이 달라지는 것이다.

육기와 풍한서습조화(風寒暑濕燥火)

천지(天地)라는 필드(field)에는 풍한서습조화라고 하는 육기(六氣), 곧 여섯 가지 기운이 있다. 이 육기는 하늘과 땅이 서로 협력해서 만든 기운들로서, 각각 흘러가는 모양새가 다르다.

풍(風)은 위에서 아래로 구멍을 찾아 들어오고, 한(寒)은 안으로 응고되려는 성격이 강하고, 서(暑)는 발산하고 분산하려는 성격이며, 습(濕)은 축축하여 서로 결합하여 아래로 내려오려 하고, 조(燥)는 안으로 모으려는 성격이 강해 수축하고, 화(火)는 위로 치솟아 팽창하는 기운이다. 이 육기가 서로 협력하고 선을 이루어 천지의 만물을 낳고 기르는 어머니의 역할을 한다.

마찬가지로 인체에도 풍한서습조화라는 육기가 있다. 이 육기가 체질이라는 조건에 따라 흘러가는 방향과 자세 그리고 모양새가 달라지는데, 태양 체질에서는 풍과 화의 기운이 강하고, 소양 체질에서는 서와 화, 태음에게는 습과 조, 소음에게는 한과 습이 강하게 작용한다.

지금까지 동서의학은, 심지어 한의학의 종주국이라는 중의학의 3천년 역사는 체질이라는 특성을 고려하지 않았다. 그 대신 육기 혹은 육음이라는 기운이 어떻게 나타나는지, 그 기운이 변하는 과정을 육경변증 또는 기혈진액 변증, 경락 변증, 팔강 변증 등 병의 증후를 연구하여 일방적으로 인체에 적용시킨 역사였다.

똑같은 기운이라도 그 체질이 어떤 특성을 갖고 있느냐에 따라 그 기운과 증상이 다르게 나타난다고 보는 시각에서 탄생한 의학이 바로 사상의학이다. 즉, 같은 질병이라도 체질에 따라 발생하는 원인이 달리 나타날 수 있다고 보는 것이다.

예를 들면 같은 위암이라도 태음인은 간이 위를 극해 위암이 생기며, 소음인은 신장이 실해서 선천적으로 위가 약해 암이 생긴다고 본다. 또한 소양인은 신이 약해 신음을 공급받지 못해서 암이 생기며, 태양인은 간이 약해 간음이 위를 자윤하지 못해 암이 나타난다고 본다.

때문에 치료방법도 단순히 위를 치료하는 것이 아니라 그 암이 발생한 원인이 어디에서 왔는지 원인을 치료하는 것이 근원적인 치료방법이 되기 때문에, 동일한 질병이라도 그것을 바라보는 관점이 체질적으로 모두 달라지게 된다. 이것이 사상의학과 기존 증치의학의 차이이다.

주어진 조건과 상황에 따라 생리는 흘러가는 방향과 자세와 성격이 달라지게 되는데, 이것이 바로 체질이라는 특성으로 나타나는 장부의 생리력이다. 그래서 태양인의 경우 그 특징을 폐대간소(肺大肝小, 폐는 크고 간은 작음)라는 이름을 붙여, 그 장부의 생리력의 특징을 나타내고 있다.

인체에는 폐비간신심(肺脾肝腎心)이 있지만 가장 강한 장부인 폐와 가장 약한 장부인 간의 생리 기능을 조절해 주면 나머지 장부는 이 두 기운에 의해 조절되고 균형이 맞추어진다고 보는 것이 체질의학의 특징이다. 이때 가장 강한 장부 또는 실한 장부를 주 기운으로 부르고, 가장 약한 장부 또는 허한 장부를 보조 기운이라 부른다.

이 두 기운은 서로 상대적인 기운이지만 상대적인 기운이기 때문에
또한 서로 도와 균형과 항상성을 유지하게 된다.

　풍한서습조화라는 육기는 사상의학에서 네 가지 기운으로만 나타
나는데 곧 따뜻한 기운인 온기(溫器), 뜨거운 기운인 열기(熱氣),
서늘한 기운인 양기(涼氣), 차가운 기운인 한기(寒氣)이다. 이 네
가지 기운 가운데 따뜻한 기운은 폐에서 생기고, 뜨거운 기운은 비
장에서, 서늘한 기운은 간에서, 차가운 기운은 신장에서 생긴다고
보았다. 이 기운들이 나타나는 강약에 따라서 분류한 것이 체질이라
하겠다.

체질은 어디에서 생겼을까?

균형이 깨짐

체질이라는 말 안에는 어떤 균형이 깨어져 있음을 뜻한다. 그리고 그 균형이 어그러진 상황에서 그 균형을 회복해 가는 상황이 호선지심(好善之心)의 생리력이요, 반대로 균형이 더 깨어져 가는 상황을 우리는 호오지심(好惡之心)의 생리력이다. 호선지심의 생리는 균형을 지향하지만 호오지심의 생리는 불균형을 낳게 된다.

바로 죄라고 하는 호오지심은 우리의 장부의 균형을 더욱 깨어지게 하는 원인이 된다. 역으로 말하면 장부가 균형을 잃게 되고 폐비간신의 과불급에 의해 체질의 균형은 더욱 벌어지게 되는 것이다

죄로 인해 체질의 균형은 더욱더 깨졌다. 여기에서 모든 병이 생긴다.

장부가 균형이 이루어지면 인간의 생명은 영원할 수 있다. 아담은

9백 세, 므두셀라는 1천 년 가까이 살았다. 죄가 거듭되면 거듭될수록 장부의 균형은 더욱 심해졌고 인간의 수명은 더욱 단축되었다.

인간에게서 가장 본질적으로 공통된 감정의 생리력은 희로애락이라는 감정이다. 물론 더 세분하면 희로애락비공경 등 소위 사단칠정이라는 일곱 가지 감정의 형태로 분류할 수 있겠지만, 이를 단순화해서 보면 희로애락 네 가지로 분류할 수 있다.

하나님도 예수님도 이 네 가지 감정 안에서 그분의 의와 인격성 그리고 신성을 드러냈다.

희로애락이라는 감정은 변함없는 생리적인 욕이다. 그러나 이 생리적인 욕이 나타나고 부리는 과정에서 자아의 욕심이 개입된다면 그 생리력의 균형이 깨지게 되어 그 감정이 정상적인 생리의 형태를 나타내는 것이 아니라 비정상적인 생리인 희 노 애 락이라는 편향된 욕으로 나타나게 되어 개인의 장부가 깎일 뿐만 아니라 이와 연관된 몸 전체의 건강에 치명적인 영향을 주게되어 생명을 잃을 뿐만 아니라 그 감정이 이웃에게 영향을 주게 되어 그 파장이 비수 없는 살인의 형태를 띠게 된다.

결국 사상의학의 최종 지향점은 성정을 조절함으로써 장부의 균형을 새롭게 하여 요순과 같은 성인이 모두 되어 이 사회와 인류를 건강한 문명으로 만들자는 것이 사상의학의 목표이다. 따라서 의사의 처방과 약으로 되는 것이 아니라 이는 각자에게 부여한 장부 생리의 성정을 조절하고 삶의 윤리적인 덕목을 실천함으로서 이루어질 수 있다는 심신의학 또는 윤리실천의학을 제시한 것이 사상의학의 핵심이다.

사상의학은 네 가지 체질을 다음과 같이 분류한다.

태양인(太陽人) = 폐대간소(肺大肝小) : 폐 기능이 항진되고 간 기능이 상대적으로 기능 저하로 가는 체질.

소양인(少陽人) = 비대신소(脾大腎小) : 비장 기능이 항진되고 신장 기능이 상대적으로 기능 저하로 가는 체질.

태음인(太陰人) = 간대폐소(肝大肺小) : 간장 기능이 항진되고 폐 기능이 상대적으로 기능 저하로 가는 체질.

소음인(少陰人) = 신대비소(腎大脾小) : 신장 기능이 항진되고 비장(소화) 기능이 상대적으로 기능 저하로 가는 체질.

여기에서 중요한 점은 태양·소양·태음·소음이란 이름의 뜻이 무엇을 말하는지 살펴보는 것이다. 이제마 선생이 장부 생리력의 특징이 무엇인지 그리고 그 차이의 근원이 어디에 두고 있는지 정확히 안다면 이제마 선생이 의미하는 태소음양인의 체질의 특성이 무엇인지 잘 알 수 있다.

태양·소양·태음·소음이란 이름은 이제마 선생이 처음 쓴 것이 아니다. 중국 주나라 때 천지의 기상변화를 예측하고 그 질서에 따라 나라를 다스리고 농사를 짓는 절기를 파악하기 위해 만들어진 역에서 처음 비롯된 것이다. 오늘날 우리가 사용하는 달력 역시 그 근원은 주나라의 역이라고 하는《주역》에서 비롯된 것이다.

그《주역》의 〈계사상〉11장에 이런 말이 있다.

"역에 태극이 있는데 이것이 양의를 낳고 양의가 사상을 낳고 사상이 팔괘를 낳는다(易有太極 是生兩儀 兩儀生四象 四象生八卦)."

사상의학에서 사상은 본래 음양이 태극에서 한번 나누어진 후 다시 한 번 더 나누어진 것이다. 태극(하나)에서 양의(兩儀), 즉 음과 양이 나누어지고, 다시 양(—)이 둘로 나뉘어 소양(==)과 소음(==)으로, 음(--)이 둘로 나뉘어 소양(==)과 소음(==)으로 분화되었다.

또한 소음(==)은 다시 곤(≡≡) · 간(≡≡)으로 분화되고, 소양(==)에서 감(≡≡) · 손(≡≡), 소음(==)에서 진(≡≡) · 리(≡≡), 소양(==)에서 태(≡≡) · 건(≡)으로 분화되어 팔괘가 되었다. 이 팔괘가 다시 분화한 것이 64괘인데, 이 64괘의 변화로 천지의 운행 질서와 기상변화를 예측하는 것이다.

한의학에서는 인체를 독립적인 개별성으로 보는 것이 아니라 인체를 둘러싼 가족, 집, 이웃, 사회, 국가, 지구, 천지, 우주 등이 서로 밀접한 관계를 유지하며 그 에너지가 서로 소통하고 교감하는 유기적 관계성으로 보았다. 하늘의 뜻이 땅에 내려와 이루어지고 땅의 뜻이 하늘에 올라가 실현되는 것이다

이렇게 하늘과 땅이 조화를 이루어 인간과 만물을 길러낸다. 즉, 하늘의 목 · 화 · 토 · 금 · 수의 다섯 별의 기운이 땅에 내려와 나무 · 불 · 흙 · 쇠 · 물이 되고, 나무 · 불 · 흙 · 쇠 · 물이 다시 지구의 땅 기운과 합하여 하늘의 풍한서습조화의 여섯 기운인 육기를 만들어 올려 보낸다. 이렇게 만들어진 오운과 육기는 서로 만나 생명을 만들고 만물을 기르니, 이것이 인간이며 만물인 것이다.

그래서 인체에 흐르는 12경락의 오수혈이라는 혈자리도 모두 64
혈자리인데, 이 64혈의 자리가 천지를 운행하는 운기와 서로 상관
쌍을 이룬다고 보고 그렇게 혈자리를 정합적으로 분류해 놓기도 하
였다.

이렇듯 사상은 태극과 양의에서 나왔고, 태소음양의 이름도 여기
에서 나왔고, 건태리진손감간곤(乾兌離震巽坎艮坤)이라는 팔괘는
천지가 왕성하게 변화하는 기본 원리로 하늘의 운행을 나타낸다고
보았으며, 여기서 춘하추동이라는 사계절이 생긴다고 하였다.
여기서 동쪽에 진(震), 서쪽에 태(兌), 남쪽에 리(離), 북쪽에 감
(坎)을 배치, 동쪽의 진을 소양, 남쪽의 리를 태양, 서쪽의 태를 소
음, 북쪽의 감을 태음으로 설정하였다(표 참조).

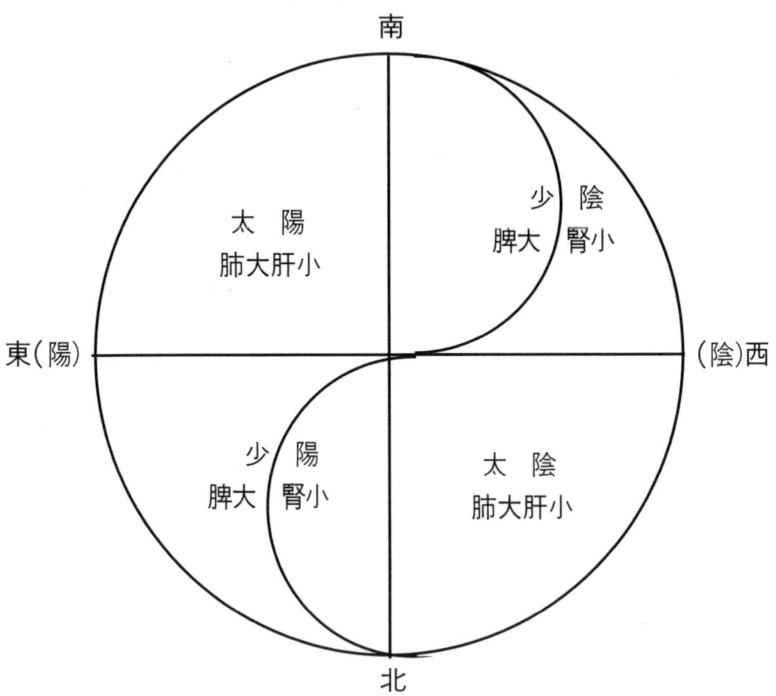

따라서 소양인은 한 겨울의 대지를 뚫고 올라오는 새싹의 상승하는 기운을 취상(取象)하여 봄의 기운을 닮았고(少陽), 태양인은 봄의 상승하는 기운을 더욱 밖으로 치성하여 한여름의 타오르는 불기운을 닮았으며(太陽), 소음인은 여름의 태양 기운을 안으로 수렴하는 서늘한 가을 기운을 취상하여 소음(少陰)이라 하였으며, 태음인은 가을 기운을 더욱 안으로 함장하여 음이 극성한 겨울의 기운(太陰)을 취상하여 태음이라 한 것이다.

십간과 십이지

옛날 사람들은 육갑이라는 것을 쳤다. 육갑은 육십갑자라고도 하는데, 십간(甲乙丙丁戊己庚辛任癸)과 십이지(子丑寅卯辰巳午未申酉戌亥)가 서로 교차하여 60회가 되면 다시 처음부터 시작하며, 이를 회갑이라 부르기도 한다.

십간은 하늘의 작용이고 십이지는 땅의 작용을 말한다. 즉, 십간은 하늘의 성격을 말하고 십이지는 땅의 성격을 말한다. 하늘과 땅의 교감에 의해 천지는 움직인다. 십간과 십이지가 만나 이루어지는 천지의 작용을 다른 말로 오운육기(五運六氣)라고 이름한다. 오운은 오행의 흐름으로 목화토금수를 말하며 공간적인 작용을 의미한다. 육기는 풍한서습조화를 말하며 시간적인 작용을 의미하는데, 오운과 육기의 작용이 곧 천지의 작용이고 그 해석이 천문학과 기상학이라는 학문으로 응용되며 발전하였다.

우리는 보통 새해가 되면 올해는 무슨 해니 무슨 띠니 하는 말을 하는데 이는 십이지를 가르치는 자축인묘진사오미신유술해(子丑寅卯辰巳午未申酉戌亥)로 십이지신상인 쥐·소·호랑이·토끼… 등

을 말하거나 자시 · 축시 · 인시 · 묘시… 등 시간을 나타내기도 한
다. 해자축은 겨울과 북쪽 · 쥐, 인묘진은 봄과 동쪽 · 호랑이, 사오
미는 여름과 남쪽 · 말, 신유술은 가을과 서쪽 · 닭을 나타낸다.

그리고 24절기 중 자는 동지, 오는 하지, 묘는 춘분, 유는 추분을
나타낸다.

이는 모두 태양이 돌아가는 황도와 지구가 23도의 기울기로 자전
과 공전을 하면서 계절과 시간과 절기를 나타내는 하늘과 땅의 질서
를 말하는 것이지 미신이 아니다.

이러한 태양과 지구의 자전과 공전을 통해 발생하는 온(溫) · 열
(熱) · 량(凉) · 한(寒)의 변화를 인간의 몸과 마음에 그대로 반영하
여 장부인 폐(위완)-비(위)-간(소장)-신(대장)에서 온열량한이 생
긴다고 보았다. 위완은 우리 몸의 인후와 식도를 말하며, 이 부위는
폐에 속한 계열로 보았다. 위장은 비에 속한 계열로 소장은 간에 속
한 계열로, 대장은 신에 속한 계열로 보아 이들 네 개의 장부에서
온열량한이 생긴다고 보았다.

그리고 폐비간신을 목화토금수라는 오행으로 배속하였는데 폐는
금, 비는 화, 간은 목, 신은 수로 배속하고 토는 폐비간신 또는 금화
목수가 돌아가고 움직이고 변화하는 중심의 축으로 배속하였다.

오행은 눈에는 안 보이지만 하늘과 땅의 교감으로 생동하고 발산
하고 수렴하고 저장하는 변화의 기운을 상징적으로 표현한 것이다.
많은 크리스천들이 마치 주역을 점을 치는 미신이나 점서로 생각할
수 있지만 그 점서의 내용과는 거리가 멀고, 오늘날 천문학이나 기
상학 또는 우주학으로 보면 될 것 같다.

오행인 목·화·토·금·수는 우주 삼라만상에 있는 기본적인 현상으로 다음과 같은 생물학적 시각으로 만물이 서로 관계를 이루며 생명을 이루어 가는 것으로 이해해도 무난할 것 같다.

목(木)- 나무의 의미

목은 나무를 상징한다. 특히 나무 중에서도 새싹을 의미한다. 새싹은 봄에 핀다. 얼어붙은 땅을 뚫고 나오는 힘, 그것이 목의 의미이다. 뚫고 나오는 새싹의 힘은 누구도 막아낼 수 없는 힘이다. 마치 방패를 뚫고 지나가는 화살과 창이 바로 새싹의 의미이다.

봄이 오면 온 산과 들에 진달래가 피어오른다. 한번 피어오르기 시작하는 진달래의 홍수는 어느 누구도 막을 수 없는 힘이다. 바로 이렇게 팽창하여 위로 쭉쭉 뻗는 힘, 뚫고 팽창하는 힘, 그것이 나무를 상징한다.

새싹은 어린아이에 비유하기도 한다. 어린아이들이 커가는 것을 보면 우리는 목의 힘을 느끼게 된다.

그런데 이렇게 밑에서 팽창하는 힘은 어디에서 생기는 것일까. 그 여리디 여린 새싹이 어떻게 딱딱한 껍질을 찢고 언 땅을 뚫고 나올 수 있을까. 과연 그 힘은 단순히 새싹에서만 나오는 힘일까?

나무는 억압된 힘을 뚫고 나오는 분출력을 말한다. 만약 이 분출력을 억제하는 힘이 함께 공존하지 않는다면 거기에는 분출력이 생길 수 없다. 수도꼭지의 물을 위로 끌어 올리기 위해서는 수압이 필요하다. 분출력에는 억제하는 힘이 필요하다. 월드컵의 한국축구를 응원하는 붉은 악마들의 분출력은 억압된 욕구가 잠재되어 있지 않고서는 나타날 수 없었다.

고생 끝 행복 시작이라는 말이 있다. 고생이 없는 행복의 느낌은 있을 수 없다. 억압하는 힘에 솟아오르는 힘이 생겨난다. 스프링을 누르면 누를수록 위로 튀어 오르는 힘은 강해진다. 이것이 분출과 억압의 관계이다.

봄의 분출되고 팽창하는 힘은 겨울이라는 억압된 힘이 있기 때문이다. 겨울이 겨울답지 않게 매서운 추위가 없었다면 다음 봄의 팽창하는 힘은 줄어들 것이다. 겨울이 추워야만 봄이 봄다워진다.

따라서 목은 음의 압력을 뚫고 위로 올라오지만 아직 음(태음)의 억압력이 함께 공존하기 때문에 목의 힘(소양)이 사방으로 흩어지지 않고 일직선으로 곧게 뻗어나갈 수 있다. 만약 음이 공존하지 않는다면 양은 제멋대로 사방으로 흩어진다.

그러므로 목기가 발하는 시기를 봄이라 하며 그 방위를 동에 두었으니 봄은 만물의 싹이 분출하는 때의 시기를 말함이고, 동은 양이 발하는 기본 방위를 말하고 호랑이는 분출하는 기상을 취상하여 이름한 것이다.

이 분출력을 억제하는 힘이 없어지면 그 분출력은 흩어지게 되는데 그 시기가 화기(火氣)에 속하는 때이다. 이때 봄의 기운은 여기서 다 소진된다.

목은 가장 억압을 받는 기운이면서 반대로 가장 강하게 용솟음쳐 올라가는 생기, 즉 용출력이며 팽창력으로서, 이제마 선생은 이를 태음인의 성품과 생리력으로 보았다.

화(火)- 불의 의미

목기가 위로 쭉쭉 뻗어 올라가는 기운이라면 화는 더 이상 억압하는 기운이 없어 양이 제멋대로 사방으로 흩어지는 분산력을 말한다. 바로 꽃을 상징한다.

꽃은 화려하고 아름답다. 그러나 거기에는 이미 자라 오르는 생기가 없다 꽃은 더 이상 자람이 멈춘 죽음을 의미한다. 활짝 핀 꽃은 죽음을 전제로 한다. 이제 그 화려함은 시들려는 징조일 뿐이다. 더 이상 가지에서 올라오는 싱싱함을 찾아볼 수 없다. 인생으로 말하면 청년기에 접어든 것이다.

목이 발전하는 모습은 분출력이 흩어지지 않고 모양새를 유지하는 것을 특징으로 삼았지만 화기의 단계는 순수한 양(陽)만 분열하는 모습이다.

화는 십이지의 배열에서 말을 상징하는 오의 시점을 말한다. 자에서 묘로 이르는 동안 음의 억압력이 공존하였지만, 일단 묘를 지나면 음의 압력은 사라지고 양기는 순수히 위로 타오르니 곧 분산을 의미한다.

그러므로 화기가 발하는 시기를 여름이라 하고 그 방위를 남쪽에 두었으니, 여름은 만물이 꽃을 피우고 그 기운이 골고루 분산하는 시기로서 남은 양이 끝나는 기본 방위를 말하고, 말은 분산하는 화려함을 취상하여 이름한 것이다.

이 분산력은 봄의 팽창하는 분출력의 힘을 받아 꽃을 피우는 것이니, 이 분출력이 없다면 꽃은 피울 수 없다.

화기 안에는 여전히 봄의 억압력이 아직은 조금 남아 있다. 만약 봄의 억압력이 없다면 꽃이 꽃의 형태를 띨 수 없다. 꽃이 꽃의 형태를 띨 수 있는 것은 아직까지 봄의 억압력이 상손하기 때문이다.

피다 만 꽃을 볼 수 있다. 이는 봄의 기운인 목기가 팽창하는 힘이 부족한 때문이다. 꽃이 빨리 스러지는 것은 봄의 억압력이 부족하기 때문이다.

영웅은 혼자 될 수 없다. 영웅은 만들어지는 것이다. 영웅을 만들어 낼 수 있는 문화적인 역량과 힘이 도도하게 흘러 넘칠 때 영웅은 저절로 분산되어 꽃을 피울 수 있다. 우리 사회는 영웅을 만들어 낼 수 있는 문화적인 역량이 부족하다. 영웅을 용납하고 커갈 수 있도록 지원할 줄 아는 문화적인 성숙이 모자라는 것이다.

화는 억압받는 기운이 없이 제멋대로 분산하는 기운으로, 이제마 선생은 이를 소양인의 성품과 생리력으로 보았다.

토(土)- 흙의 의미

만물은 두 가지 힘의 축으로 길러지고 양육되고 스러지고 열매 맺는 과정으로 돌아간다. 이 과정의 중심 축이며 그 중앙이 토이다.

마치 널을 뛸 때 중앙에 어린아이가 앉아 있지 않으면 널을 뛰는 사람들이 중심을 잃게 되는 것처럼, 이 중심이 바로 토이다. 돌아가는 바퀴로 말하면 중앙의 작은 구멍이요, 달리는 자동차로 말하면 운전대이다.

자연은 목화의 분출과 분산을 통해 생명이 생장하고 에너지가 표출된다. 그리고 금·수의 수렴과 응고로 바깥으로 분출되고 분산되었던 에너지들이 이제는 안으로, 내면으로 수렴시켜 다음 단계의 생명의 발아를 위해 준비를 하는데, 오행에 있어서 토는 목·화와 금·수의 양쪽의 힘을 균형 있게 잡아 주는 힘을 말한다. 목·화는 앞만 보고 향하는 전진이요, 금·수는 전진하는 기운을 안으로 거두는 후퇴를 말한다. 한쪽은 위로 향하는 업월드(upward, 상승)요, 다른 한쪽은 아래로 향하는 다운월드(downward, 하강)이다. 업월드와 다운월드를 매개하여 함께 균형을 잡아 주는 것이 토이다.

아무리 높이 날아가는 새도 땅에서 출발하여 땅으로 돌아온다. 아무리 높이 떠 있는 비행기도 다시 땅으로 내려온다. 땅은 모든 에너지의 출발이자 귀결이다. 모든 생명은 땅에서 출발하여 땅으로 흩어진다.

토는 그 작용과 기운이 균형이 있고, 불편부당한 절대 중화지기를 갖고 있기 때문에 중용으로 비유되기도 한다. 다시 말하면 목·화의 생장과 발산의 편도 아니요, 금·수의 수렴과 응고의 편도 아니다. 동적인 작용도 아니요 정적인 작용도 아니다

과하지도 않고 불급하지도 않다. 넘침도 아니요 모자람도 아니다. 산 것도 아니요 죽음도 아니다. 과거도 아니요 미래도 아니다. 오직 중 뿐이다. 중 안에 영원이 있다. 그 안에 하나님의 큰 마음이 있다. 전체가 있다.

토는 목·화·금·수의 편향적인 성질들의 모순과 대립이 하나로 합해져 전체와 통일을 이루는 큰 덩어리, 곧 태극을 이룬다. 그러므로 토는 봄과 여름에서 가을, 겨울로 넘어가는 늦여름〔長夏〕이라 하고 그 방위를 동서남북 가운데에 두었으니, 모든 만물이 토의 균형을 통해 생명이 유지됨으로 토를 만물을 기르는 어머니, 곧 땅을 의미했다.

이제마 선생은 토의 기운을 태소음양인이 지향해야 할 영원한 성인의 덕목으로 정했다.

금(金)-쇠의 의미

금은 오행의 네 번째로 밖으로, 절정으로 분산된 양기가 다시 이면으로 잠복하는 음의 통일 단계인 수렴의 과정이다.

금은 그 성질이 목기와 반대되는 것으로, 목기가 양이 시작하는 최초의 단계라고 한다면 금기는 밖으로 드러난 양을 안으로 수렴시키는 최초의 단계이다. 십이지 배열에서 알 수 있듯이 양의 정점인 오, 즉 남쪽인 여름을 지나면 양은 다시 유의 시점인 서쪽, 즉 가을의 음으로 구속되기 시작한다. 금은 유의 시점으로 금의 성질은 수렴하는 성질이다. 수렴은 꽃의 기운이 바깥으로 발산된 것을 안으로 거두는 역할을 한다. 만약 금의 수렴 역할이 없다면 열매를 맺지 못한다.

열매가 열매답기 위해서는 거두는 수렴의 역할이 있어야 한다. 수렴하는 기운이 부족하면 열매는 충실하지 못한다.

금기는 수렴의 최초의 단계로서 분산하는 양을 부드럽게 포용하는 역할을 할 뿐이지 그 이면까지 견고하게 하지는 못한다. 그 이유는 금기 안에 화기의 분산력이 아직 상존하기 때문이다.

양의 극성으로 꽃이 활짝 핀 오의 시점에서 음이 생겨나기 시작하고, 미에서는 열매가 생겨나기 시작하며, 신에서는 거두는 성질이 좀더 견고해져 열매가 굳어지기 시작하며, 유에서는 더욱 거두는 수렴력이 강해 열매가 익으며, 무에서는 양이 완전히 음 속으로 가두어져 딱딱한 씨앗 속으로 응축, 종자로 완성되어 자에 이르게 된다.

유는 추분으로 여름의 기운이 완전히 꺾이어 이 시기에 열매의 과육이 단단해지게 되는 시기이다.

여름 온상에서 길러내는 무와 늦가을 무의 맛은 비교할 수 없을 만큼 다르다. 같은 무라도 여름 무는 맛이 없다. 여름 무는 바람든 것처럼 푸성푸성하고 가을 무는 입에 넣어 씹으면 아작아작한 단단한 가을 맛이 배어 있다.

가을 나무는 이미 나무가 아니다. 봄의 샘솟는 기운이 아니다. 봄의 부드러운 새싹은 어느덧 각질이 되어 껍질에 둘러붙어 있다. 나무는 봄에만 나무의 의미가 있다. 가을 나무는 생기가 없다. 목·화의 봄처녀 같은 푸릇푸릇한 가슴은 어느덧 젖을 물려 키우느라 홀쭉해진 할머니의 가슴이 되었다. 거기에 금·수의 기운이 있다. 금기는 성숙이다. 시골 초가집의 따뜻한 아랫목 같은 할머니의 인정이다.

그러므로 금기를 발하는 시기를 가을이라 하며 그 방위를 서에 두었으니, 가을은 만물이 안으로 성숙하고 결실을 맺는 시기를 말하고, 서는 양이 음으로 수렴하는 기본 방의를 말한다.

금기는 양을 포용하고 수렴하는 기운으로 안으로 거두는 성질이니, 이제마 선생은 이를 소음인의 성품과 생리력으로 보았다.

수(水)-물의 의미

수는 십이지의 배열에서 보면 유의 추분을 지나 자의 동지가 된다. 금기가 밖으로 표출되던 양의 기운을 수렴한 단계였다면, 수기는 양의 기운을 더욱 이면으로 갈무리하고 응고하는 기운이다.

자연계에서는 식물이 자라고 꽃을 피우고 다시 열매를 맺고 그 열매가 다시 견고해지는 과정이 반복된다. 이때 견은 금의 기운에 의해 만들어지고 고는 수의 기운에 의해 만들어지데, 곧 안쪽 깊숙이 굳어지는 것을 말한다. 만약 깊숙이 굳어지는 수기가 없다면 다시 봄이 되어 무한히 뻗어 팽창하는 목기의 기운은 나타나지 않을 것이다. 목기의 팽창력은 수기의 견고한 응축에 비례한다.

사물에 이러한 응고의 과정이 없으면 재탄생의 부실을 가져와서 씨들은 싹을 피우지 못한다. 이는 금기와 수기의 적당한 수렴과 응고와 압축이 없기 때문이다.

물과 불은 상대적이다. 불은 오의 남쪽인 여름에 위치하고 물은 자의 북쪽인 겨울을 의미한다. 여름은 꽃을 상징하고 겨울은 씨를 상징한다. 씨가 발현하여 꽃을 피우고 꽃이 피어서 씨를 만들어 낸다. 한방에서 씨는 모든 생명의 시초인 남녀의 정으로 보고 꽃은 남녀의 정이 만난 배란으로 본다.

수와 화를 우리 인체에서 보면 수는 목의 기운에 의해 위로 올라가 불을 돕고 불은 금의 기운에 의해 아래로 내려와 물을 돕는다. 따라서 불이 불 됨은 불 혼자 되는 것이 아니라 목기가 도와주는 힘으로 수기가 올라가 불이 됨이요, 물이 물 됨은 물 혼자의 힘으로 되는 것이 아니라 금기가 도와주는 힘으로 화기가 내려와 물이 됨이니 불 속에 물이 있고 물 속에 불이 있다. 불이 흩어지지 않고 불의 형상을 취할 수 있음은 그 안에 수기가 그를 억제하는 힘이 있기 때문이며, 물이 큰 힘을 내며 움직일 수 있는 것은 그 안에 불이 살아 있음이다. 이렇게 우리 인체는 심장이라고 하는 불과 신장이라고 하는 물이 서로 위치를 바꾸어 가며 역동적으로 움직일 때 생명은 자족적으로 길러지는 것이다. 이를 한방용어로 수승화강 또는 수화지교라고 표현한다.

불을 양 중 양이라 하고 물을 음 중 음으로 보고 음양의 교감에 의해 만물이 생성되고 길러지니 불은 아버지로 물은 어머니로 본다.

서방에서 수렴되기 시작한 소음의 기가 이제 더욱 장하는 북방의 큰 음으로 내려오니 모든 만물을 실어 기를 수 있는 생명의 무한한 가능 태를 가진 목기를 이제마 선생님은 태음 체질로 인식했다.

오행과 생리력

　오행이라는 관점으로 우리 몸을 구성하는 생리력을 한번 살펴보자. 오행은 실체가 아니라, 다만 사물을 바라보는 옛사람들의 관점이다. 이는 동양의 보편적인 사물의 인식 태도이다.

　많은 사람들은 이제마 선생의 사상의학을 기존의 증치의학과는 전혀 다른 별개의 의학과 학문으로 말하고 있다. 그러나 어떤 학문이든 전대의 학문의 뒷받침 없이 나타날 수 없다. 후대의 학문은 전대의 학문을 딛고 일어나는 것이 순서이다. '청출어람이 출어람' 이라는 말이 있다. 나중 나온 것이 앞서 나온 것보다 더 출중하다는 뜻으로 '제자가 스승보다 낫다' 라는 뜻이다.

　이제마 선생의 사상의학의 인식구조는 보통 '사원구조' 에 있다고 본다. 즉, 모든 인식의 밑바탕을 네 가지 기준으로 살펴서 본다는 것인데, 즉 태극에서 나온 음양이 분화하여 네 가지의 태소음양인으로 분류된 것처럼, 인체도 앞면과 뒷면, 상하로 나누고 감정도 희로애락으로 나누며, 여기서 나타나는 마음의 결정도 인의예지라는 사단에서 나온다고 말한 것처럼 사상의학을 이루는 모든 인식의 구조는 사원구조이다. 따라서 모든 인식을 네 가지로 보기 때문에 사상의학은 오행과는 전혀 관계가 없는 것으로 본다.

　그러나 사상은 오행을 좀더 깊이 이해하고 활용한 학문이다. 즉, 사상에서는 토가 빠져 있는데 이 토는 사상이 아래·위·전후의 생리력이 돌아가고 순환하는 운동력 그 자체를 말한 것이며, 또 그 중심으로 보았으며, 결국 태소음양인의 성정이 잘 순화하고 균형을 맞추어 몸의 항상성을 이룬 중용적 관점을 또한 토의 상황으로 보면 될 것 같다.

좀더 구체적으로 사상의학의 장부 생리의 구조가 어떤 원리에서 작용하며 그 기운이 흘러가는지, 이제마 선생의 성명론의 자주(自注) 풀이를 중심으로 살펴보자.

태(太)자는 더 이상 없는 큰 것 또는 가장 처음의 뜻으로 쓰이는 문자이며, 극(極)자는 더 이상 갈 수 없는 극단 또는 가장 높은 것을 형용하는 문자이니 태극이란 상대가 없는 절대성을 가리키는 것을 의미한다.

태극이 음양으로 나누어지면 이를 양의(兩儀)라 하는데, 일체의 자연계 현상이 상대적인 두 기운의 힘을 축으로 움직이고 있다. 또 양(兩)자는 둘이 마주 대하고(상대) 있는 것을 나타내며, 의(儀)자는 둘이 서로 고리로 얽혀 떨어질 수 없는 상태를 뜻한다.

하늘의 이치는 쉼 없이 움직여 순환된다. 밑의 북에서 일양(一陽)이 싹터 점차 왼편, 즉 동쪽(東方)을 거쳐 마루인 남쪽(南方) 가운데에 이르면 양이 절정에 달하니 이것이 전반 과정인 양의(陽儀)이며, 양이 한계점에 이르면 그때 우측의 정 가운데에서 일음(一陰)이 싹터 이것이 점차 오른쪽 서쪽(西方)을 거쳐 밑에 정 가운데에 이르면 음이 역시 절정이 되니 그 이후가 곧 후반 과정인 음의(陰儀)가 된다.

이러한 현상을 태극이 양의를 낳는다고 한다. 이것을 일 년으로 생각한다면 한해 전체는 태극으로 동지 이후 하지까지 전반기는 양의이며, 하지 이후 동지까지 후반기는 음의에 해당한다. 이렇게 만물의 현상이 모두 음양 승강(昇降)의 이치에서 이루어지지 않는 것이 없다.

그런데 이 음양순환 현상에 있어 전반기와 후반기에 현격한 차이상을 나타내는데, 이것이 음양을 사상(四象)으로 구분하는 이유이다. 계절을 예로 들면, 음의 극성기인 북쪽의 겨울은 가장 추운 계절로 만물이 가두어 숨는 것으로 음이 너무 성하여 태음(太陰) 또는 노음(老陰)이라 한다.

하루를 보면 밤중은 해가 북쪽 방위에 있어 기온이 가장 낮으니 역시 태음 시간에 해당한다. 그러므로 이 태음기인 겨울과 밤중의 위치를 북으로 배정하고 이를 오행으로 상징하면 가장 많은 음성(陰盛)을 가지고 있어 성질이 차가우며, 아래로 내려가는 물, 즉 수(水)로 표현하는 것이다.

양이 점점 성하면 왼편 동쪽의 봄은 따뜻하여 만물이 다시 소생하는 계절이니, 양기가 젊다 하여 소양(少陽)이라 말하는데, 하루 중 아침에 해가 동쪽 좌측에 있고 따뜻해지므로 소양기에 해당하는 바 이런 현상을 상징하여 목(木)이라 한다.

여름과 한낮은 가장 덥고 해가 남쪽 위에 있으며 만물이 번성하고 성장하는 시기이니, 양기가 극성 하다 하여 태양(太陽) 또는 노양(老陽)이라 한다. 그래서 가장 덥고 상승하는 기운이 불인 화(火)로 상징하였으며, 방위는 남쪽에 배정하였다.

음의 중간기인 가을과 석양은 기온이 점차 서늘하여지며 만물이 여물고 시드는 계절이므로 음기가 젊다 하여 소음(少陰)이라 하며, 기후가 점점 찬바람이 일어나며 만물이 점점 시들고 숙연한 죽음의 기운이 감도니 차고 무거우며 수렴하는 기상을 상징하여 금(金)이라 하고, 위치는 우측 서쪽에 배정하였다. 이와 같은 현상을 일러 양의가 사상을 낳는다고 말한다.

이와 같은 자연의 조화로 춘하추동과 온열량한의 절후가 생겨 계절에 따라 생장수장(生長收藏)의 작용이 다르고 만물의 현상에 성쇠소장(盛衰消長)의 차별이 있게 되는데, 고대 동양인들은 그들의 독특한 예지를 가지고 만유의 현상 속에서 천지자연의 법칙을 직관과 통찰로 알아내어 그 법칙을 다시 인간생활에 옮겨 생각하게 되었다. 따라서 천지에서 만들어진 인간의 생리력도 천지의 법칙을 가지고 있는 소우주로 생각하여, 인간의 생리력과 천지의 법칙을 일치시키는 인식론이 발달하였다.

이와 같이 인간의 체질의 사상도 방위의 동서남북, 계절의 춘하추동과 같다고 생각했다. 체질은 크게 음체, 양체로 나누고 이를 다시 세분하면 양 중 양인 태양, 양 중 음인 소양, 음 중 음인 태음, 음 중 양인 소음의 사상 유형 또는 체질로 구분하였다. 그리고 각 체질의 장부 생리력을 설명하는 데는 오행의 상생·상극 인식을 기초로 자왕모탈(子旺母奪 - 자녀는 왕성해지고 부모는 뺏김)로 설명되어진다. 즉, 부모인 목이 화를 생할 때 목은 약해지고 화는 왕성해지는 이치이다. 목이 화를 양육하면 부모인 목은 기력이 점차 쇠하여지고, 자녀인 화는 목의 기운을 빼앗아 오므로 자연 왕성하게 되는 것이다.

이러한 자왕모탈의 원리로 그 운행의 법칙에 응하여 타고나는 각 체질별 장상(藏象, 오장육부의 모양)의 형성도 서로 달라서 크고 작은 차이가 있게 된 것이다.

소음인

서(右)방 금기(金氣)를 타고나고 금의 어머니격인 토기(土氣)가 금을 양육하기 때문에 그 기력을 뺏기고 약해지므로 토의 장부인 비장(脾臟)은 필연 약소하고, 금기는 수(水)를 양육하므로 그 힘을 잃고 수(水)의 장부인 신(腎)이 자연 왕성할 수밖에 없는 이치이다.

비유하면 사람이 자기를 희생하여 후계인 자손을 낳고 도와주는 본능적인 의무를 다하고 있는 것과 같다.

한 가정의 장년 세대주는 생계에 골몰하여 체력을 간신히 유지하며 할아버지는 더욱 늙고 쇠약하나 전심을 다하여 양육된 자손은 비대하고 건강한 것과 같이 소음인의 경우 세대주격인 금폐(金肺)는 평범하고 할아버지 격인 토비(土脾)는 약소하며 자손 격인 수신(水腎)은 왕성하다.

북(下)방의 수기를 타고나서, 앞의 자왕모탈의 이치처럼 어머니 격인 금폐는 약소하고 양육되고 도움을 받은 아들 목간(木肝)은 왕성해진다.

그리고 서쪽의 소음과 북의 태음의 두 방위는 양의(陽儀)의 좌동(左東)과 남상(南上)의 양기(陽氣)에 영향을 받아 눌려 있으므로 그 기운을 받은 태·소음인은 자연 서북금수(西北金水)의 음기(陰氣)는 많아 하초인 간신(肝腎)이 실하고, 동남목화(東南木火)의 양기는 부족하여 상초인 폐비(肺脾)가 대체로 약하다.

동(左)방 목기를 타고나니 어머니격인 수신(水腎)은 약소하고 아들인 화토(火土) 비장은 왕성하다. 여기서 한 가지 이해해야 할 것은 사상과 오행의 차이인데, 이제마 선생은 기존의 오행 해설을 따라 인체에 적용한 것이 아니라 오히려 인체의 상하 전후를 동서남북 또는 춘하추동의 사원구조로 인식하여 오행을 파악하였다는 점이다.

따라서 많은 분들이 사상을 오행으로 인식하고 이해, 파악하여 사상의 체질과 장부 생리구조의 법칙도 모두 오행적 관점에서 해설하는 오류를 범하고 있다. 그리고 기존의 천간과 지지의 인식으로 사상의 체질 배정과 거기에 따른 장부의 생리구조를 파악하였는데, 이 또한 이제마 선생의 사상의학을 정확히 보지 못한 오류라 하겠다.

수목화금은 사상에 해당한다. 소양인은 화의 장부인 심장이 강대하여야 할 터인데, 선생이 소양인의 화를 심장에 두지 않고 비토로 둔 것은 천지의 이치에 있어서 화인 태양(日)이 승강진퇴(昇降進退)하여 춘하추동과 밤과 낮, 아침과 저녁의 차고 뜨겁고 따뜻하고 서늘한 한열온량의 기온을 좌우하듯이, 화의 장부인 심장은 군주지관인 절대자로서 위에서 네 장부를 주재함으로써 대소강약을 초월한 위치에 있고 또 화생토(火生土)로 동방인 남상(南上)에 토가 위치하여 있는 까닭으로 비가 화의 기운을 받아 강해진 것으로 본 것이다.

지구상에는 춘하추동·수목화금의 기후가 변천되고 있듯이 토도 사계절과 사시에 다 포함되어 있는 중성 또는 중화의 기운이지만, 상생(相生)의 입장에서 자연 남상방(南上方)인 여름에 속하며 화토를 같은 위치로 보게 되는 것이다. 이는 태양인은 남방의 화기(兼土)를 타고나서 어머니의 장부격인 간목은 작고 아들격인 토 즉, 금장(金藏)인 폐는 크게 된 이유이다. 그러므로 남의 태양과 동의 소양의 양 방은 음의(陰儀)의 우서(右西)와 북하(北下)의 지음기(地陰氣)에 눌려 있어 그 기운을 받은 태·소양인은 필연적으로 동남목화(東南木火)의 양기는 많고 서북금수(西北金水)의 음기는 부족하여 상초(폐비)는 실하나 하초(간신)는 부족하다는 것이다.

이상의 설명은 동무의 성명론에 처음 나오는 천기절(天機節)의 자주에서 나오는데 "동남방은 벽진우하하고 천유여지불만(東南方은 闢鎭右下하고 天有餘地不滿)"이라고 하여 동남방, 곧 춘하(春夏)는 양기가 열려 충일하고 서방의 음기가 이에 눌려 있으므로 양기는 많고 음기는 부족하다는 뜻이며, 그 반면에 "서북방은 개진좌상하여 지유여 천부족이라(西北方은 開鎭左上하여 地有餘 天不足)" 한 것은 서북방, 곧 가을과 겨울이 음기로 만물이 닫혀 동방의 목소양기(木少陽氣))가 쫓겨 눌려 있으므로 음기는 많고 양기는 부족하다는 뜻으로, 태·소음인은 상초의 폐비가 허하고 하초인 간신은 실한 것으로 본 것이다.(138쪽 태극도 참조)

地方卽少陰, 兌上絶西方也. 人倫卽太陰, 坎中連北方也
　지방은 곧 소음이니 삼효만 끊어진 태괘가 위치한 서방이다
　인륜은 곧 태음이니 이효만 이어진 감괘가 위치한 북방이다.

此兩方闢鎭右上, 地方有餘天不足之方. 故一日地方云.
　이 두 방위는 오른쪽 위를 열어 눌러서 땅은 남고 하늘은 부족한
방위이다. 그러므로 첫째는 지방이다라고 하였다

世會卽少陽, 巽下絶東方也. 天時卽太陽, 離虛中南方也
　세회는 곧 소양인데 초효만 끊어진 손괘가 위치한 동방이다
　천시는 곧 태양인데 이효만 끊어진 리괘가 위치한 남방이다.

此兩方闢鎭左下, 天有餘地不滿之方. 故四日天時云.
　이 두 방위는 왼쪽 아래를 열어 눌러서 하늘은 남고 땅은 가득 차
지 않은 방위이다. 그러므로 넷째는 천시이다라고 하였다.

　자연의 운행법칙인 천지가 서로 변화, 교감하는 상태를 가리켜 역(易)이라 한다. 역이란 '변화한다', ' 바뀌어진다' 라는 뜻도 있지만 '쉽다' 라는 뜻도 있다. 그래서 훈풀이를 바뀔 '역' 또는 쉬울 '이' 라고 풀이한다. 즉, 자연의 변화와 운행이 질서와 절도에 맞게 척척 들어맞으면서 끊임없이 변화하는 모습을 두고 붙인 훈풀이 같다.

　태극도 또한 자연의 변화의 동일한 법칙인데, 그 운행의 시점을 밑으로 하여 좌편으로 돌아 위로 올라가, 어느 한계에 이르면 다시 우편으로 돌아 아래로 내려와 원점으로 돌아오는 순환을 그치지 않는다. 이를 "좌·이 발산, 상승하고 다시 우·이 수장 하강한다"고 말한다. 전반기는 양적 현상인 동(動)·상승(上昇)·온(溫)·열(熱)·생(生)·장(長) 등의 작용이 있고, 후반기는 음적 현상인 정(靜)·하강(下降)·량(凉)·한(寒)·수(水)·장(藏) 등의 작용이 있으므로 이를 상징하여 표현한 그림이 다음과 같은 태극도이다.

태 극 도

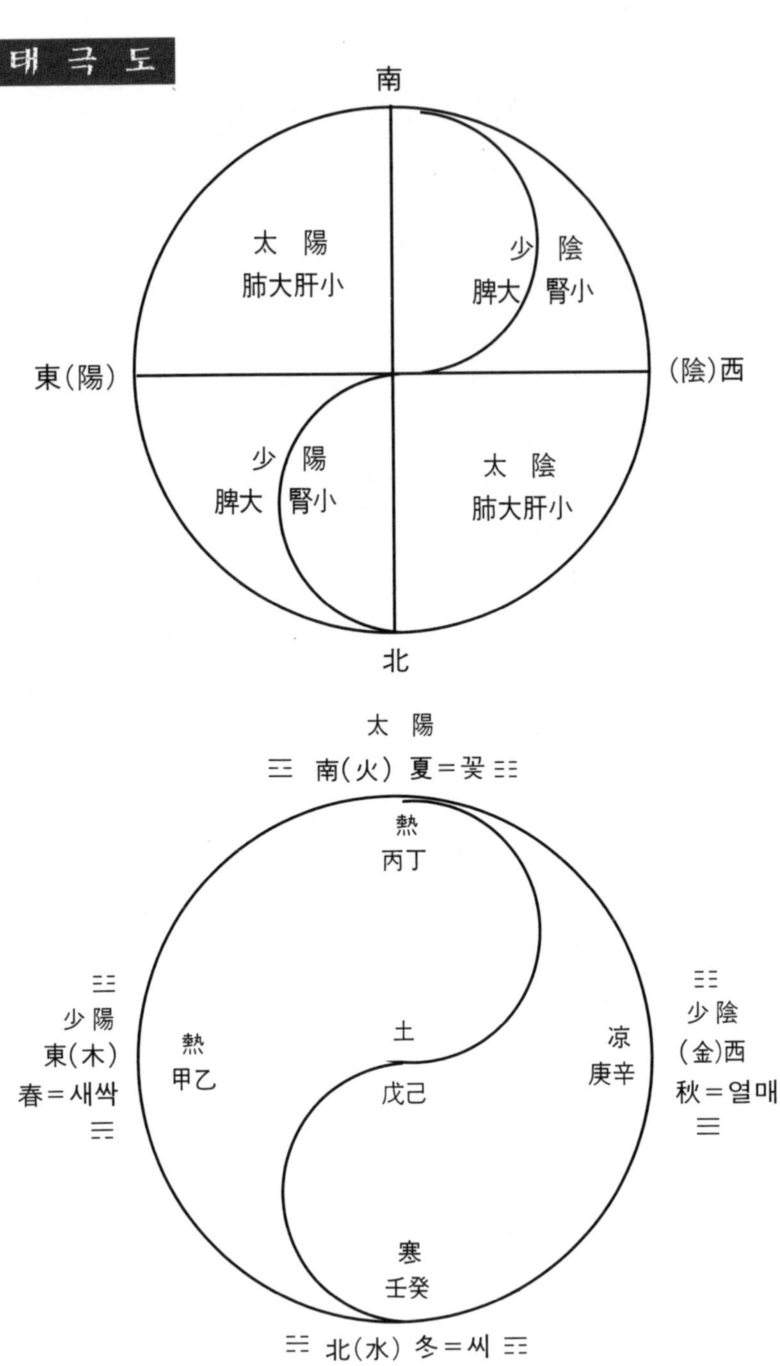
南
太 陽
肺大肝小
少 陰
脾大 腎小
東(陽)
(陰)西
少 陽
脾大 腎小
太 陰
肺大肝小
北
太 陽
南(火) 夏＝꽃
熱
丙丁
少陽
東(木)
春＝새싹
熱
甲乙
土
戊己
少 陰
(金)西
秋＝열매
凉
庚辛
寒
壬癸
北(水) 冬＝씨
太 陰

　북중하(北中下)에서 일양(一陽)이 처음으로 생겨 점점 상승, 증장함으로 그 형상을 표현하여 아래는 가늘고 위로 가면서 넓게 양의(陽儀)를 그리고, 음의(陰儀) 역시 같은 이치로 위는 좁고 아래로는 점차 넓은 곡선으로 표현한 것이니, 양이 처음 시작하는 아래쪽은 음의 현상이 극성한 곳이며, 좌방의 음은 점차 줄어들고 양은 점차 늘어 음양이 평균하며, 상방은 양이 극성하며, 우방은 양이 점차 소진하고 음이 점차 늘어나 음양이 평형된 상태를 보여준다.(이에 대한 해설은 필자의 스승인 노정우 박사님의 사상의학 해설을 참고 하였다.)

3 사상의학의 기본 개념

폐비간신(肺脾肝腎), **이목비구**(耳目鼻口),
두견요둔(頭肩腰臀), **함억제복**(頷臆臍腹)

이제마 선생이 인체를 바라보는 관점 즉.이제마 선생의 인체관은 철저히 네 가지 측면에서 바라보는 인식관에 있다. 우리는 이를 두고 사원구조(四原構造), 또는 사상의학이라 이름하는 것이다.

이제마의 인식을 이루는 네 가지 구조 즉 사상의학의 기본 개념을 알아보자.

이목비구는 천시(天時), 세회(世會), 인륜(人倫), 지방(地方)의 특성을 지니며, 인류 모두를 위할 수 있는 타고난 재주이며,

폐비간신에서 나오는 사무(事務), 교우(交遇), 당여(黨與), 거처(居處)는 사람들이 더불어 살기 위하여 타고난 재주이고,

두견요둔에서 발현되어지는 식견(識見) 위의(威儀), 재간(才幹),

방략(方略)은 개인 스스로가 부지런히 배우고 익혀 실천해야 습득
되어지는 재주이고,

　함억제복에서 발현되어지는 주책(籌策), 경륜(經綸), 행검(行檢),
도량(度量) 역시 개인 스스로가 부지런히 배우고 익혀 실천해야 습
득되어지는 재주로서 이웃을 이롭게 하고 문명을 만들어 가는 재주
이다.

　이목비구와 폐비간신이 하늘이 나에게 부여한 천성이라면, 두견
요둔과 함억제복은 내가 이 세상에서 살면서 이웃과의 관계성 속에
서 이웃을 위해 올바르게 살아갈 수 있는 실천능력을 말하는 것으로
하늘이 명한 마땅히 행할 바를 행하는 것을 말한다. 즉, 인체의 앞
면에는 이목비구와 함억제복, 인체의 뒷면에는 폐비간신과 두견요
둔을 배치하고, 이목비구와 폐비간신은 호선지심을 발하는 순수한
성으로 보고 함억제복과 두견요둔은 호오지심을 발하기 쉬운 정으
로 보아 인간이 배우고 익히고 몸에 습관이 되도록 실천을 할 윤리
덕목으로 다음과 같이 규정했다.

　두견요둔이란 머리에는 식견, 어깨에는 위의, 허리에는 재간, 엉
덩이에는 방략을 두고, 식견은 배우고 익혀서 갖추어지는 혜안이요,
위의는 자신을 엄격하게 하고 타인이 보았을 때 시비가 생기지 않도
록 성실히 할 때 생기는 위엄이며, 재간은 이웃의 여러 가지 정황과
이리저리 허리를 돌려 살피며 도와주는 능력이며, 방략은 생명을 구
하는 일에 골몰하며 계획을 꾸미는 책략을 말한다.
　이렇듯 자신은 스스로 돌아보아 욕심과 게으름이 없이 하나님이
주신 능력을 잘 살려서 선한 청지기로서의 삶과 의무를 잘 실천해야
한다. 그렇지 못할 때는 머리에 갖추어 있는 식견이 오히려 남의 것
을 빼앗는 역할을 하는 천심이 되고, 위의는 자신 스스로 성실해야

하는데 오히려 남에게 위엄을 부리니 사치하는 치심이 되며, 재간은
여러 사람을 도와주고 나누어 주어야 할 부지런함이 없이 게으르니
스스로 비하하는 마음이 생기며, 방략은 생명을 길러내고 책략을 꾸
밀 것이 반대로 남의 것을 취하는 욕심이 대신하는 것으로 보아, 두
견요둔을 항상 경계하여 부지런히 배우고 익히고 실천해야 할 것을
강조한다.

함억제복이란 턱에는 주책이, 가슴에는 경륜이, 배꼽에는 행검이,
아랫배에는 도량이 있음을 말하였다.

주책은 자신이 계획하고 설계한 치밀한 계산을 말하며, 경륜은 세
상을 두루 경험한 것을, 행검은 행동에 절도가 있고 올바른 마음을
지킴을, 도량은 모든 것을 정확히 분별하는 수치를 말한다. 그러나
마음을 잘못 가지면 주책이 교만으로 바뀌며, 경륜이 자긍심으로,
행검이 남을 업신여기는 벌심으로, 도량이 과장으로 나타나기 쉽기
때문에 경계해야 할 것을 강조한다.

그래서 이목비구는 하늘을 우러르는 마음이요, 폐비간신은 사람
간에 함께 하는 마음이요, 함억제복은 아는 바를 전하는 마음이요,
두견요둔은 행할 바를 행하는 마음으로 이제마 선생은 보았다.

폐비간신과 이목비구의 생리력은 호선지심을 발현하는 성정을 가졌는데, 호선지심과 반하는 호오지심은 어디에서 생기는 것일까?

이제마 선생은 기독교에서 말하는 죄의 문제가 결국 몸이라는 생리적 현상으로 귀결되며, 호선지심은 장부의 균형에서 비롯되며, 호오지심은 장부의 불균형에서 나오는 것으로 보아 인간이 마땅히 행해야 할 일을 하고 배워야 할 것을 온전히 배우고 익혀 몸에 습관이 되면 장부의 불균형이 균형으로 돌아오면서 호오지심이 호선지심의 성정으로 바뀌어진다고 보았다.

선인과 악인을 윤리적 관점에 볼 것이 아니라 우리 몸이라는 생리적 관점에서 바라보았을 때 보다 근원적인 죄의 문제와 선과 악 그리고 아름다움과 추함의 온전함을 확보할 수 있다고 보았다.

그래서 이제마 선생은 호선지심은 이목비구와 폐비간신에서 나오는 자연스런 '성'이지만, 호오지심이 나오는 두견요둔과 함억제복은 우리 인간이 부지런히 힘쓰고 배우고 익혀 몸에 습관이 되도록 실천을 하는 '정'으로 보았다.

따라서 이목비구·폐비간신의 장부의 생리력에 있어서는 요순과 같은 성인의 장부나 중인의 장부는 차이가 없다고 보며, 성인과 중인의 차이는 두견요둔과 함억제복의 윤리적인 실천의 차이에서 비롯되는 것이기 때문에 중인이라 하더라도 두견요둔과 함억제복의 실천을 행한다면 누구나 성인이 된다고 선언하였다.

이제마 선생의 사상의학의 큰 특징은, 사람의 생각과 모든 선오(善惡)의 행동을 몸이라는 생리력의 발현의 현상에서 모두 파악하고 있다는 것이다.

함억제복과 두견요둔에서 보는 체질별 특징

함억제복(頷臆臍腹)은 턱·가슴·배꼽·아랫배를 말하며, 함억제복의 성(性)이 잘 발현되면 턱은 주책(籌策), 가슴은 경륜(經綸), 배꼽은 행검(行檢), 아랫배는 도량(度量)이 생기는 근원으로 이제마 선생은 보았다.

그러나 반대로 함억제복의 본성이 잘 발현되지 못하고 개인의 욕심과 이기심으로 정(情)이 성을 대신한다면 턱에서는 교만(驕慢)이, 가슴에서는 자긍(自矜)하는 마음인 긍려(矜慮)가, 배꼽에서는 남을 업신여기는 벌심(伐心)이 생기며, 아랫배에서는 과장하는 마음인 과심(誇心)이 생긴다고 보았다.

또한 두견요둔(頭肩腰臀)은 머리·어깨·허리·엉덩이를 말하는데, 두견요둔의 성(性)이 잘 발현되면 머리는 식견(識見), 어깨는 위의(威儀)가, 허리는 재간(才幹)이, 엉덩이는 방략(方略)이 생기는 근원으로 보았다.

그러나 반대로 두견요둔의 본성이 잘 발현되지 못하고 개인의 욕심과 이기심으로 정(情)이 성을 대신하면 머리에서는 식견 대신 제멋대로 남의 것을 빼앗는 마음인 천심(擅心)이 생기고, 어깨에는 위의 대신 스스로 높이고 귀한 척하는 마음인 치심(侈心)이 생기고, 허리에는 재간 대신 게으른 나심(懶心)이 그 자리를 대신하며 엉덩이에서는 방략 대신 남의 것을 자기 것으로 취하는 욕심(慾心)이 생긴다.

함억제복과 두건요둔의 실천

　원래 태양인들은 폐가 본성적으로 발달하고 상대적으로 간이 약하여 턱과 머리에서 생기는 주책과 식견이 남달리 발달하였으며, 상대적으로 배꼽과 허리는 약하여 행검과 재간이 다른 체질보다 약할 수 있지만 그 약한 장부의 본성을 기른다면 태음인이 가지고 있는 행검과 재간보다 더 특출난 본성이 태양인에게서 나온다고 선생은 강조하였다. 자신의 취약한 장부를 고민하고 실망할 필요 없이 그 부족한 장부의 본성을 잘 기를 것을 당부한 것이다.

　그리고 이렇게 기른 장부가 오히려 타고난 본성의 재능보다 더 탁월하다 하여 인간의 실천 행동을 강조하였다. 따라서 체질별 장부의 부족한 본성을 잘 함양하면 그 부족한 장부에서 절세의 능력이 나오지만, 그 부족한 본성을 함양하지 않고 실천하지 않는다면 반대로 나쁜 마음이 그 자리를 대신한다는 것을 말하였다.

소음인의 실천관

　소음인은 가슴과 머리는 발달하지 못하였지만, 그 부족한 본성을 잘 발현하고 마음을 지키면 장부의 생리력이 양기성 존기심(養其性 存其心)하여 가슴의 경륜이 잘 형성되고 머리의 식견이 발달한다.

　가슴의 경륜이란 일을 조리 있게 해서 성취하는 것을 말한다. 즉, 일을 치밀하게 조직적으로 계획하여 실행하거나 완수하는 것을 뜻한다.

　식견은 사물을 분별할 수 있는 능력을 말한디. 그러므로 소음인이 양기성 존기심(養其性 存其心)하면 함억제복과 두건요둔의 균형이 알맞게 되고, 경륜과 식견이 사상체질 중 가장 뛰어나게 형성되고 발휘된다. 그러나 양기성 존기심(養其性 存其心)을 하지 않으면 함억제복과 두견요둔의 균형이 과도하게 치우치게 되어 장점이 사라지고 단점이 나타나게 되어, 가슴의 경륜 대신 긍려가 나오고 머리의 식견 대신 천심이 생기게 된다.

긍려란 마음속의 자부심이 잘난 체하는 것으로, 간혹 겉으로 표출하는 것을 말한다. 천심(擅心)이란 제멋대로 하면서 남의 것을 빼앗는 마음이다.

소양인의 실천관

소양인은 아랫배와 허리는 발달하지 못하였지만, 그 부족한 성을 잘 발현하고 마음을 지키면 장부의 생리력이 양기성 존기심(養其性 存其心)하여 배의 도량이 잘 형성되고 허리의 재간이 잘 발달한다.

배의 도량이란 이리저리 재보고 달아보고 하는 측정을 말한다.

사물의 쉽고 어려움을 잘 관찰하여 알아차리는 것도 여기에 속하는데, 일반적으로 너그러운 마음과 깊은 생각으로 받아들이는 포용력이 있음을 말한다.

허리의 재간은, 목재를 쓸 때 굽은 것은 버리고 곧은 것을 취하여 쓰는 것처럼 소양인의 사무적인 재주를 말한다.

그러므로 소양인이 양기성 존기심(養其性 存其心)하면 함억제복과 두견요둔의 균형이 조화로워서 도량과 재간이 두드러지게 발휘된다.

그러나 양기성 존기심(養其性 存其心)하지 못하면 함억제복과 두견요둔의 균형이 과도하게 치우치게 되어 도량 대신 과장하는 마음이 나타나고, 재간 대신 나심이 드러난다.

과장은 잘난 체하는 마음으로 위에 있는 사람에게는 아부하고 아래에 있는 사람에게는 잘난척하면서, 강자에게는 약하고 약자에게는 강한 마음에 속한다. 그리고 나심(懶心)이란 게으르고 자기 스스로 못났다고 비하시키는 행위이다.

태음인의 실천관

태음인은 턱과 어깨가 발달하지 못하였지만 그 부족한 성을 잘 발현하고 마음을 지키면 장부의 생리력이 양기성 존기심(養其性 存其心)하여 턱의 주책이 잘 형성되고 어깨에 위의가 잘 발달한다.

턱의 주책(籌策)이란 치밀한 계산을 뜻한다. 주책은 주판의 알을 말하는 것으로, 셈에 능하고 치밀하고 정확한 계산을 말한다.

주책이 부족해지면 주책이 없다는 말처럼 사물을 측정하고 계산하는 능력이 감퇴되고 꼼꼼하고 세밀한 정신이 약해진다.

어깨의 위의(威儀)은 위엄이 있으면서 예절이나 법도를 바르게 하는 것이다. 그러므로 태음인이 만약 양기성 존기심(養其性 存其心)하면 함억제복과 두견요둔의 균형이 바로 잡히게 되고, 다른 체질보다 이런 주책과 위의가 두드러지게 발달한다.

그런데 만약 태음인이 양기성 존기심(養其性 存其心)하지 않으면 함억제복과 두견요둔의 균형이 치우치게 되어 주책 대신 교의가 나타나고, 위의 대신 치심이 드러난다.

교의(驕意)는 마음속으로 우월한 것처럼 자부하는 것을 말한다. 치심(侈心)이란 스스로 높이고 귀한 척하는 마음을 뜻한다.

태양인은 배꼽과 엉덩이가 발달하지는 못하였지만 그 부족한 성을 잘 발현하고 마음을 지키면 장부의 생리력이 양기성 존기심(養其性 存其心)하여 배꼽의 행검이 잘 형성되고 엉덩이의 방략이 잘 발달한다.

배꼽의 행검(行檢)이란 자기의 잘못된 성품이나 행동을 바로잡는 것을 말하는 것으로, 자기 반성에 의한 교정력을 뜻한다. 엉덩이의 방략(方略)이란 어떤 일을 하는 방법과 꾀로 계책을 꾸미는 것을 말한다.

그러므로 태양인이 양기성 존기심(養其性 存其心)하면 함억제복과 두견요둔의 균형이 알맞게 되어 행검과 방략이 가장 잘 발달한다. 만약 양기성 존기심(養其性 存其心)하지 않으면 함억제복과 두견요둔의 균형이 치우치게 되어 행검 대신 벌조가 나타나고, 방략 대신 욕심이 드러난다.

벌조(伐操)란 사람 앞에서 남을 깔보거나 무시하는 행위를 감행하는 것을 뜻한다.

욕심(慾心)이란 남의 것을 자기의 것으로 생각하는 도둑의 마음을 말한다.

체질별 생리구조와 질병의 원인

태양인의 생리구조

태양인은 애성(哀性)이 잘 발현되면 폐에서 나오는 따뜻한 기운이 간의 서늘한 기운으로 흘러서 간의 희성(喜性)이 길러지게 된다.

폐의 따뜻한 기운이 간으로 흐를 때 폐는 상대적으로 간의 서늘한 기운을 받게 되어 폐의 항상스런 균형을 유지할 수 있고, 간은 부족하기 쉬운 따뜻한 기운을 폐에서 공급받음으로써 간의 항상스런 균형을 유지할 수 있어 태양인의 건강이 유지된다.

태양인에게 항상 독소가 되는 것은 애성이 노정(怒情)이 되어 폐에서 치솟는 온기(溫氣)이다. 반대로 부족하기 쉬운 서늘한 기운(凉氣)은 정기가 된다.

태양인의 애성이 노정이 되어 폐에서 온기가 치솟게 되면(온기가 남아 돌아감) 간의 서늘한 기운(凉氣)을 깎아서 간이 더욱 약해지게 되는 것이다.

애성이 노정이 되어 생기는 온기는 태양인에게 독소로 작용하여 노(怒)가 치성하게 되고, 그 노가 음을 고갈하여 간이 더욱 깎이게 됨으로써 간에서 나오는 서늘한 기운이 항상 부족하게 된다. 량기(涼氣)는 태양인의 치솟는 따뜻한 기운을 흡수하는 정기가 되는데, 그 정기가 부족하면 독소인 온기는 더욱 치성하게 되어 걷잡을 수 없는 상황을 만들어 낸다.

따라서 폐에서 발현되는 애성을 담고 있는 지(智)가 잘 펼쳐지면 약하기 쉬운 간 기능이 회복되어 부족하기 쉬운 의(義)의 마음이 보충되어 배꼽에 행검(行檢)이 생기고, 태양인이 갖고 있는 호선지심의 성(性)의 생리력이 온전하여져 건강을 유지할 수 있으며, 이것이 성인의 길이라고 이제마 선생은 본 것이다.

그러나 반대로 태양인의 가장 큰 특징인 지(智)를 자신의 욕심을 채우는 데 사용한다면 그 지를 담은 성정은 노정(怒情)으로 쉽게 폭발해(애성과 노성은 같은 하늘 기운으로 서로 섞이는 친화력이 있기 때문에 애성을 잘 펼치지 못하면 노정이 된다) 약하기 쉬운 간 기능이 더욱 약해져서 의로운 마음이 더욱 고갈되고, 예를 버린 제 멋대로 행하는 비루한 사람이 된다(비인(鄙人), 태양인이 갖고 있는 노성이 노정으로 변했기 때문에 사양하는 마음인 예(禮)가 제멋대로 하는 방종이 됨).

그리고 그의 강한 장기인 폐는 자신만 속임을 받지 않겠다는 욕심으로(怒情) 폐가 더욱 성해져 폐병을 일으키고, 약한 장기인 간은 더욱 상하게 되어 간의 병을 일으키게 된다.

태음인은 간 기능이 실하고 상대적으로 폐 기능이 약하기 때문에 서로 도와주는 마음인 의(義)가 발달하고 시비를 가리는 마음인 지(智)가 부족한 생리를 타고 태어났다(이 때문에 상황판단과 사무능력이 느림).

태양인과 마찬가지로 태음인은 폐와 간의 길항 작용에 의해 다른 모든 장부의 생리 기능이 돌아가고 유지된다. 따라서 태음인에게는 간이 주 기운이 되고 폐는 보조 기운이 된다.

태음인의 희성(喜性)이 잘 발현되면 간에서 나오는 서늘한 기운이 폐의 따뜻한 기운으로 흘러 폐의 애성(哀性)이 길러진다. 간의 서늘한 기운이 폐로 흐를 때 간은 상대적으로 폐의 따뜻한 기운을 받게 되어 간의 항상스런 균형을 유지할 수 있고, 폐는 부족하기 쉬운 서늘한 기운을 간에서 공급받음으로써 폐의 항상스런 균형을 유지할 수 있어 태음인의 건강이 유지된다.

태음인에게 독소가 되는 것은 희성이 락정(樂情)이 되어 간에서 치솟는 량기(凉氣)이다. 반대로 폐에서 부족하기 쉬운 따뜻한 기운은 정기가 된다.

희성이 락정이 되어 간에서 량기가 치솟아(량기가 남아 돌아감) 폐의 따뜻한 기운(溫氣)을 깎음으로써 폐가 더욱 약해지게 되는 것이다.

희성이 락정이 되어 생기는 량기는 태음인에게 독소로 작용하여 락(즐거움)에 빠지게 되고, 그 락이 폐의 온기를 고갈하여 폐가 더욱 깎이게 됨으로써 폐에서 나오는 따뜻한 기운이 항상 부족하게 된다. 이 따뜻한 기운은 태음인의 밑으로 빠지는 서늘한 기운을 끌어올리는 정기가 되는데, 그 정기가 부족하면 독소인 량기는 더욱 빠지게 되어 걷잡을 수 없는 상황을 만들어 낸다.

따라서 간에서 발현되는 희성을 담고 있는 의가 잘 펼쳐지면 약하기 쉬운 폐 기능이 회복되고 부족하기 쉬운 지의 마음이 보충되어 턱에 주책(籌策)이 생기고, 태음인이 갖고 있는 호선지심의 성(性)의 생리력이 온전하여져 건강을 유지할 수 있으며, 이것이 성인의 길이라고 보는 것이다.

반대로 태음인의 가장 큰 특징인 의를 자신의 욕심을 채우는 데 사용한다면 그 의를 담은 욕심은 락정(樂情)으로 쉽게 빠져(희성과 락성은 같은 땅 기운으로 서로 섞이는 친화력이 있기 때문에 희성을 잘 펼치지 못하면 락정이 된다) 약하기 쉬운 폐 기능이 더욱 약해져서 지혜로운 마음이 더욱 고갈되고, 인애를 버린 탐욕인이 된다.

태음인이 갖고 있는 락성이 락정으로 변했기 때문에 측은한 마음으로 이웃을 보호해 주려는 마음이 자신만 보호를 받겠다는 욕심으로 변한다. 그리하여 강한 장기인 간은 희정으로 자신만 도움을 받겠다는 욕심으로 더욱 강해져 간의 병을 일으키고, 약한 장기인 폐는 더욱 상하게 되어 폐의 병을 일으키게 된다.

소양인의 생리구조

소양인은 비장 기능이 실하고 상대적으로 신장 기능이 약하기 때문에 서로 사양하는 마음인 예(禮)가 발달하고 상대적으로 측은해 하는 마음인 인(仁)이 부족한 생리를 타고 태어났다(소양인들은 한눈에 상대방의 제스처가 무슨 뜻인지 알 만큼 눈이 발달하여 예의 마음인 사양하는 마음으로 사람들이 서로 업신여기고 업신여김을 받는 것을 분노하는 노성(怒性)이 발달했다).

소음인과 마찬가지로 소양인은 비장과 신장의 길항 작용에 의해 다른 모든 장부의 생리 기능이 돌아가고 유지된다. 따라서 소양인에게는 비장이 주 기운이 되고 신은 보조 기운이 된다.

소양인의 노성이 잘 발현되면 비장에서 올라오는 뜨거운 기운이 신장의 차가운 기운으로 흘러서 소양인이 부족하기 쉬운 신장의 락성을 길러지게 된다.

비장의 뜨거운 기운이 신장으로 흐를 때 비장은 상대적으로 신의 차가운 기운을 받게 되어 비장의 항상스런 균형을 유지할 수 있고, 신은 부족하기 쉬운 뜨거운 기운을 비장에서 공급받음으로써 신의 항상스런 균형을 유지할 수 있어 소양인의 건강이 유지된다(소양인에게 쓰는 방풍과 형개는 발산제로 사용하는 것이 아니고 비장의 열기를 신으로 내려보내는 역할을 하는 의미로 쓰이며 그런 의미에서 방풍과 형개는 소양인에게 보음제의 역할을 함).

소양인에게 독소는 노성이 애정으로 변하여 비장에서 치솟는 열기(熱氣)이다. 반대로 신 기능이 작은 소양인은 차가운 기운인 한기(寒氣)가 정기가 된다.

소양인의 노성이 애정이 되어 비장에서 열기가 치솟게 되어(열기가 남아 돌아감) 신의 차가운 기운[寒氣]를 깎아 신장이 더욱 약해지게 되는 것이다.

노성이 애정이 되어 치솟는 열기는 소양인에게 독소로 작용하여 애(슬픔)에 빠지게되고, 그 애가 신의 한기를 고갈하여 신이 더욱 깎이게 됨으로써 신에서 나오는 차가운 기운이 항상 부족하게 된다. 소양인의 신에서 나오는 차가운 기운은 소양인이 위로 치솟는 열기를 아래로 끌어내리는 정기가 되는데, 그 정기가 부족하면 독소인 열기는 더욱 위로 치솟게 되어 걷잡을 수 없는 상황을 만들어 낸다(망음증).

따라서 비장에서 발현되는 노성을 담고 있는 예가 잘 펼쳐지면 약하기 쉬운 신 기능이 회복되고 부족하기 쉬운 인의 마음이 보충되어 아랫배에 도량(度量)이 생기고, 소양인이 갖고 있는 호호선 하는 성(性)의 생리력이 온전하여져 건강을 유지할 수 있으며, 이것을 성인의 길이라고 보는 것이다.

그러나 반대로 소양인의 가장 큰 특징인 노를 자신의 욕심을 채우는 데 사용한다면 그 노를 담은 욕심은 애정(哀情)으로 쉽게 빠져(노성과 애성은 같은 하늘 기운으로 서로 섞이는 친화력이 있기 때문에 노성을 잘 펼치지 못하면 애정이 된다) 약하기 쉬운 신 기능이 더욱 약해져서 인자한 마음이 더욱 고갈되고 지혜를 버리고 일을 꾸며 사리만을 꾀하는 경박한 사람이 된다[박인(薄人), 소양인이 갖고 있는 시비를 명확하게 가리는 마음으로, 사람들이 서로 속이고 속임을 받는 것을 슬퍼하는 애성이 애정으로 바뀌어 자신만 속임을 받지 않으면 된다는 욕심이 생김].

그리고 그의 강한 장기인 비장은 자신만 업신여김을 받지 않겠다는 욕심으로 나누어주지 않고 더욱 강해져서 비장의 병을 일으키고, 약한 장기인 신는 더욱 상하게 되어 신장의 병을 일으키게 된다.

소음인의 생리구조

　소음인은 신장 기능이 실하고 상대적으로 비장 기능이 약하기 때문에 서로 측은해 하는 마음인 인(仁)이 발달하고 상대적으로 시비를 잘 가리는 예(禮)가 부족한 생리를 타고났다.

　때문에 소음인들은 신장의 문호인 입이 다른 체질보다 발달하여 다른 체질은 귀동냥이나 눈치, 코치(냄새)로 상황을 판단하지만 소음인은 직접 입으로 맛을 보아야만 상황을 판단한다.

　그 만큼 가장 철저하게 확인하는 습관이 있으며 또한 정확하다는 소리를 듣기도 한다.

　다른 체질과 비교했을 때 판단하는 시간이 오래 걸려서 그렇지, 정확한 판단을 내리는 데는 소음인을 따라가지 못한다.

　따라서 소음인은 인의 측은해 하는 마음으로 사람들이 서로 보호해 주고 보호를 받는 것을 좋아하는 락성의 감정을 담고 있다.

　소양인과 마찬가지로 소음인은 신장과 비장의 길항 작용에 의해 다른 모든 장부의 생리 기능이 돌아가고 유지된다. 따라서 소음인에게는 신장이 주 기운이 되고 비장은 보조 기운이 된다.

　소음인의 락성이 잘 발현되면 신장에서 올라오는 차가운 기운이 비장의 뜨거운 기운으로 흘러 소음인이 부족하기 쉬운 비장의 노성을 길러지게 한다.

　신장의 차가운 기운이 비장으로 흐를 때 신장은 비의 뜨거운 기운을 상대적으로 받게 되어 신장의 항상스런 균형을 유지할 수 있고, 비는 부족하기 쉬운 차가운 기운을 신장에서 공급받음으로써 비의 항상스런 균형을 유지할 수 있어 소음인의 건강이 유지된다(따라서 소음인에게 쓰는 인삼·황기는 보기제로 사용하는 것이 아니고 신장의 한기를 비장으로 올려보내는 역할을 하는 의미로 쓰이며, 그런 의미에서 인삼과 황기는 소음인에게 보양제의 역할을 한다).

소음인에게 독소는 락성이 희정으로 변하여 신장에서 함몰하는 한기이다. 반대로 비장 기능이 작은 소음인은 뜨거운 기운인 열기(熱氣)가 정기가 된다.

즉, 소음인의 락성이 희정이 되어 신장에서 한기가 밑으로 함몰하게 되어 비장의 뜨거운 기운을 깎아 비장이 더욱 약해지게 되는 것이다.

락성이 희정이 되어 함몰되는 한기는 소음인에게 독소로 작용하여 희(즐거움)에 빠지게 되고, 그 희가 비장의 열기를 고갈하게 됨으로써 비장은 더욱 깎이게 되어 비장에서 나오는 뜨거운 기운이 항상 부족하게 된다.

소음인의 비장에서 나오는 뜨거운 기운은 소음인이 밑으로 함몰하는 한기를 위로 끌어올리는 정기가 되는데, 그 정기가 부족하면 독소인 한기는 더욱 밑으로 빠지게 되어 걷잡을 수 없는 상황을 만들어 낸다(망양증).

따라서 신장에서 발현되는 락성을 담고 있는 인이 잘 펼쳐지면 약하기 쉬운 비장 기능이 회복되고 부족하기 쉬운 예의 마음이 보충되어 가슴에 경륜이 쌓이고, 소음인이 갖고 있는 호선지심의 성(性)의 생리력이 온전하여져 건강을 유지할 수 있으며 이것이 성인의 길이라고 보는 것이다.

반대로 소음인의 가장 큰 특징인 락성을 자신의 욕심을 채우는 데 사용한다면 그 락를 담은 욕심은 희정(喜情)으로 쉽게 빠져(락성과 희성은 같은 땅 기운으로 서로 섞이는 친화력이 있기 때문에 락성을 잘 펼치지 못하면 희정이 된다) 약하기 쉬운 비장 기능이 더욱 약해져서 예의 사양하는 마음이 더욱 고갈되고 의리를 버리고 안일만을 꾀하는 나약한 사람이 된다〔나인(懦人), 소음인이 갖고 있는 인의 측은해 하는 마음으로 사람들이 서로 보호해 주고 보호를 받는 것을 좋아하는 락성이 락정의 감정으로 바뀌어 자신만 보호를 받으면 된다는 욕심이 생김].

　그리하여 그의 강한 장기인 신장은 락정으로 보호만 받겠다는 욕심으로 나누어주지 못하고 더욱 강해져 신장병을 일으키고, 약한 장기인 비장은 더욱 상하게 되어 비장의 병을 일으키게 된다.

성인과 중인의 차이

성인과 중인의 차이는 나면서부터 정해진 것이 아니다. 성인과 중인이 차이는 내 안에 내재한(인카내이션) 하나님의 성품을 온전히 윤리적인 실천을 행함으로써 결정되어진다.

성인과 중인의 장부는 동일하다. 즉, 배우지 않고도 할 수 있고 생각지 않아도 알 수 있는 것은 하나님이 우리 모두에게 임하였기 때문이다. 측은해 하는 마음과 부끄러워하고 싫은 것을 싫어하는 마음, 공경하는 마음과 겸손한 마음, 시비를 가리는 의로운 마음이 그것이다.

하나님의 영이 나에게 임하셨기 때문에 우리는 부족함이 없다. 내 안에 온전히 구비된 하나님의 뜻을 숫스로 반성하고 정성스럽게 행한다면 이보다 더 큰 즐거움은 없겠다.

따라서 성인과 중인의 마음의 차이는 성인은 그 마음의 바탕자리를 항상 살피며 자신의 안에 내재한 하나님의 음성을 듣고 실천하는 사람이지만 중인은 이것에 미치지 못하고 물욕에 가리워 하나님이 준 마음의 본 바탕 자리를 잃어버린, 삶의 실천행위가 결여된 사람이라고 하겠다.

기혈진액(氣血津液),
신영혼백(神靈魂魄)의 생성

생명의 기본 물질

우리 몸을 이루는 기본 물질은 기혈진액으로 총칭된다. 따라서 이 기혈진액이 만들어지는 과정을 살펴보면 우리 몸의 신비한 구조를 알 수 있다.

신영혼백(神靈魂魄)이란 것도 결국 기혈진액이 만들어 내는 물질들이다. 신(神)은 기(氣)의 발현을 말하고, 영(靈)은 진(津)의 발현을 말하고, 혼은 혈(血)의 발현을 말하며, 백은 액(液)의 발현을 말한다. 곧 신영혼백의 작용은 기혈진액의 작용을 말한다. 하나님은 우리에게 육과 생기를 주어서 온전한 생령이 되도록 만들었다. 이 생령이 움직이고 살아가는 구조를 살펴보는 것이 온전한 건강을 이루어 가는 첩경일 것이다.

온전한 건강이란 기혈진액이 정상적으로 잘 만들어져서 발현되는 것을 말한다. 이것이 잘 흐를 수 있도록 만들어 주는 것은 다름 아닌 성정(性情)인 희로애락의 감정이 주관한다. 결국 희로애락의 감정을 잘 부림으로써 기혈진액이 잘 발현되고, 이 발현되는 과정에서 신영혼백이 만들어진다.

우리 몸에 처음으로 입을 통해 위로 유입되는 수곡(한방에서는 이를 수곡지기(水穀之氣)라고 하는데, 이는 보통 음식물을 표현한다)은 위(胃)에 머물러 쌓이면 푹푹 쪄서 열기(熱氣)가 되고, 소장에서 흡수되어 내려가면 평담(마음이 고요하고 편안하여 욕심이 없음)하게 되어 서늘한 기운이 된다.

열기 가운데 가볍고 맑은 것은 위완(胃脘)으로 올라가 따뜻한 기운이 되고 서늘한 기운 가운데 무거운 것은 대장으로 내려가 한기(寒氣)가 된다.

신(神)이 만들어지고 나타나는 것은 위의 열기가 위에서 위완으로 상승하여 온기가 되면서 만들어지기 시작한다. 곧 수곡지기→ 위(열기)→ 위완(온기)의 순서로 변화되는데, 위에서 위완으로 상승하는 이유는 코와 입이 통해 있기 때문이다.

따뜻한 기운은 위로 올라가고 차가운 기운은 아래로 내려가는 이유는 모두 자연계의 중력 차이라는 것은 우리 모두 잘 아는 사실이지만, 이런 자연현상을 바로 우리 인체의 장부 생리학에도 그대로 적용하여 살펴보신 분이 바로 이제마 선생이다.

온기는 위완을 통해 코와 입으로 상승하는데 이 기운은 하늘, 즉 밖을 관찰하는 작용을 한다. 그리고 그 온기가 바로 전사해(前四海, 우리 몸의 앞쪽인 함억제복, 즉 턱·가슴·배꼽·아랫배에서 형성하는 물질) 중 진해(津海)를 만드는데 이 진해가 바로 턱과 혀에서 생기는 침이다. 따라서 침은 위완에서 올라오는 온기가 만들어 내는 것으로 가장 정미한 물질인 것이다.

이 진해는 바로 귀와 두뇌를 발달시키는데 거기에서 바로 신의 작용이 나오는 것으로 선생은 생각했다.

"귀는 하늘의 뜻과 말씀을 잘 알아들을 수 있는 힘인데 진해의 맑은 기를 끌어올려 머리를 가득 채워 신(神)이 되게 하고 두뇌로 흘러가서 이가 되며 거듭 쌓여서 이해, 곧 연수가 된다."

이렇게 해서 진해의 맑은 기운은 귀로 나와서 신이 되고 두뇌로 들어가서 뇌수가 된다. 연수는 신이 거처하는 집으로 뇌수가 고여 있는 집이다. 즉, 수곡지기→ 위(열기)→ 위완(온기)→ 혀밑(진해)→ 귀(신)→ 두뇌(연수)의 과정을 통해 신이 만들어지는 것이다.

이 진해는 귀의 청력과 위완의 상승지력으로 청(淸)〔청기(淸氣)〕· 탁(濁)〔탁재〕으로 나누어져, 청은 폐로 들어가고 탁은 바깥의 피모로 간다. 그래서 위완-혀-귀-두뇌-피부-폐는 모두 폐의 한 계열이다.

신(神)은 수곡이라는 외부의 기가 몸의 작용을 통해 형성되는 것으로, 사상의학에서는 그 작용을 구체적으로 귀에서 생성되는 것으로 보았다. 여기에서 우리는 이제마 선생이 아주 래디컬하면서도 현실적인 분이라는 것을 알 수 있는데, 선생은 신(神)의 의미를 인간을 떠난 어떤 허령하고 심묘막측한, 관념적이고 이데아적인 것으로 보지 않고 철저히 인간의 장부의 생리력에서 발생하는 가장 정미로운 어떤 기운으로 본 것이다.

우리는 보통 하늘의 음성을 잘 듣는 사람을 성인이라고 부르는데, 성인은 하늘의 음성뿐만 아니라 백성의 소리도 잘 듣는 사람을 말한다. 백성의 소리를 하늘의 음성으로 보아도 무리는 없겠다. 여하튼 하늘 기운이 잘 발달된 사람을 이제마 선생은 태양인이라 하였다.

성인(聖)이라는 한자를 보면 耳 + 口 + 王 으로 형성되었는데 口는 음식, 즉 제사상을 말하고 王은 사람이 엎드려 절을 하는 모습을 상형한 문자이다. 이 의미는 제사상을 차려 놓고 절을 하며 하늘의 음성을 듣는 사람으로 마립간, 차차웅, 니사금과 같은 무당 겸 임금의 역할을 한 사람을 뜻한 것임을 알 수 있다.

태양인들은 머리가 발달하였는데 진해가 위완에서 올라오는 상승력으로 경추와 어깨 그리고 머리가 위로 솟는 웅장한 기운을 느낄 수 있으며, 귀가 발달하여 한번 들은 말로 그 사람의 모든 상황을 알아챌 수 있는 능력이 있다.

영(靈)의 생성

영(靈)이 만들어지고 나타나는 것은 위의 열기에서 시작한다. 그 열기가 전사해 가운데 하나인 고해를 형성한다.

수곡의 열기는 위에서 고로 바뀌어 가슴 사이로 들어가 고해를 이룬다. 고해는 고가 머무르는 곳이다. 이 고해는 눈의 시력으로 청탁으로 나누어진다. 그렇게 해서 고해의 청기는 눈으로 나와서 기가 되고, 양 가슴 사이로 들어가서 막해가 된다. 이 막해에 영이 감추어져 있다. 그래서 열기는 위를 통해 가슴과 눈으로 상승하니 이 기운은 마음, 즉 영을 분별하고 간직하는 작용을 한다.

그 열기가 바로 전사해(前四海, 우리 몸의 앞쪽인 함억제복, 즉 턱·가슴·배꼽·아랫배에서 형성하는 물질) 중 막해를 만드는데 이 막해가 바로 양 젖가슴과 등뼈를 돌아 근육을 만드는 역할을 한다. 그래서 소양인들은 근육이 발달한 체형이다. 이 막해는 바로 가

습과 등뼈·눈을 발달시키는데, 거기에서 바로 영의 작용이 나오는
것으로 선생은 생각했다.

눈은 세회에 널리 통하는 시력으로 고해의 맑은 기를 끌어낸다.
그래서 중상초를 가득 채워 기가 되며, 등뼈로 들어가 막이 되어 거
듭 쌓이면 막해가 된다. 이 막해는 기가 있는 거처이다.

이 막해에 영이 감추어져 있다. 그리고 막해의 청(청기)은 안에
있는 비장으로 들어가고 탁(탁기)은 바깥으로 나가 근이 된다. 따라
서 위-양 젖가슴-눈-등뼈-근-비장은 모두 비장의 한 계열이다. 즉,
수곡지기-위 : 열기-양 젖가슴 사이 : 고해-눈 : 기-등뼈 : 막해(영)
의 과정을 통해 영이 형성된다. 영은 수곡이라는 외부의 기가 몸의
생리작용을 통해 형성되는데, 몸의 생리작용은 눈의 작용으로서 눈
은 영을 형성하는 기관이다. 눈이 어둡다, 눈이 밝다라는 말은 생리
적인 눈의 작용을 의미할 수 있지만 그 사람의 영적 상태를 말해 주
기도 한다.

즉, 마음을 밝히는 깨어 있는 영은 하늘에서 내려주는 것이지만,
우리 몸의 생리인 막해를 구성하는 수곡지기의 열기가 정상적인 생
리력을 통해 감정의 순화를 거쳐 잘 발현되면 거기에서도 순전한 영
적 깨어 있음이 나타날 수 있다는 것이 사상의학의 관점이다. 그래
서 소양인들은 가슴과 흉곽이 다른 체질보다 크게 발달하였으며, 가
슴에서 발달된 막해는 눈으로 드러나 소양인의 눈은 빛이 난다

영적 체험을 많이 하는 사람을 보면 대부분 소양인이 많다. 그 이
유는 위에서 설명한 바와 같이 소양인은 가슴에서 막해가 발달하여
쉽게 영적 체험을 하기 때문이다.

혼(魂)의 생성

혼(魂)이 만들어지고 나타나는 것은 위의 열기가 위에서 소장으

로 내려가 서늘한 기운(량기)이 되는 것에서 시작한다. 곧 수곡지기-위:열기-소장 : 량기의 순서가 된다. 그리고 그 량기가 전사해 가운데 유해를 형성한다. 이 유해는 살(기육)을 만드는 역할을 하는데, 태음인들이 살집이 많은 것은 유해가 발달되었기 때문이다.

수곡의 양기는 소장에서 고로 바뀌어 배꼽으로 들어가 유해를 이룬다. 유해는 유가 머무는 곳이다. 이 유해는 코의 냄새 맡는 힘으로, 곧 산소를 받아들이고 내보내는 역할로서 청·탁으로 나누어진다.

많은 사람들은 숨을 들이쉬고 내보내는 역할을 폐가 하는 것으로 보고 있지만 실제로 들숨과 날숨이 교차될 수 있는 것은 근육의 이완·수축작용으로 나타난다. 이 이완과 수축작용이 들숨과 날숨을 가능하게 하고, 이를 통해 소장과 대장에서 영양을 빨아들이고 내보내는 흡취지력(吸取之力)과 소도지력(消導之力)의 역할이 호흡을 통해 코와 항문으로 나타나는 것이다.

코는 소장과 간의 상태를 알아보는 창이다. 태음인들은 코가 발달했는데 이는 바로 간이 크게 발달한 것을 말한다. 술을 많이 먹어 평상시에도 코가 딸기처럼 빨갛게 된 사람들이 이런 체질에 속한다.

코는 간의 상태를 알려 주는 신호이다. 기존 한의학은 코를 폐의 창이라고 보지만 사상의학은 코를 간의 창으로 본다.

코는 인류에 널리 통하는 후력으로 유해의 맑은 기운을 끌어내어 중하초를 가득 채워 혈이 되고, 척추(요척)로 흘러 혈을 집결시키며, 거듭 쌓이면 혈해가 된다. 이 혈해는 바로 간을 말한다.

유해의 탁한 찌꺼기는 소장이 녹아 내리는 힘으로 그 탁한 찌꺼기를 취하고 소장을 이롭게 한다. 유해의 청기는 코로 나와 혈이 되고 척추로 들어가서 혈해가 된다(유해는 청기, 곧 산소를 만나 피를 만들고 이 피가 다시 간에 저장되는 것을 말한다). 혈해는 혈이 들어 있는 집이다. 그래서 간이 발달한 태음인은 허리 부분, 즉 요척이 발달하여 아랫배가 발달하였다.

수곡지기-위 : 열기-소장 : 량기-배꼽 : 유해-코 : 혈-요척 : 혈해의 과정을 통해 혼이 형성된다. 혼은 수곡이라는 외부의 기가 우리 몸의 작용인 코의 산소 유입으로 혈이 형성되고, 그 혈 속에 혼이 들어가 있다.

흥건한 피를 보면 어떤 느낌이 드는가? 단순히 헤모글로빈이 들어 있는 blood라는 화학적 분석이 아닌 무언가 섬짓하고 살아 있는 어떤 기운을 느낄 수 있을 것이다. 이것은 피에 혼이라는 작용이 있기 때문이다.

혈해에는 혼이 감추어져 있다. 그래서 간에서 혼의 작용이 나온다. "그 장군은 웅혼한 기상이 있다"라는 말은 담력이 있고 용맹한 기상을 말한다.

이러한 장군들의 용맹과 기상은 바로 간에서 나오는 혼적 작용들이다. "저 사람 간땡이 부은 짓만 한다." "간 큰 남자"라는 말을 자주 하기도 하고 듣기도 한다. 이 말은 겁쟁이가 아닌 용기가 있는 사람을 말하는데, 이러한 용기와 힘은 모두 간에서 나오며, 그 간의 작용이 바로 혼이다. 따라서 간이 작은 사람은 상대적으로 용기가 없다. 대담함이 없다. 이는 간의 작용이 상대적으로 열악하여 혼적 작용이 적기 때문이지 그 사람의 인격에서 나오는 것이 아니다. 따라서 간이 약한 사람들은 겁이 많고 헛것을 많이 본다.

간이 약해 혼을 담을 수 있는 그릇이 부족하면 혼이 그 자리를 정하지 못해 떠돌아다니는데, 이것이 바로 헛것을 본다고 우리는 말한다. 헛것은 유령도 사탄도 귀신이 아니다. 간이 약해 저장해 놓은 피가 많지 않아 심장으로 보내 주지 못해 마음이 불안하고 약하며, 간에 자리를 잡아야 할 혼이 자리잡지 못해 나타난 것이 귀신이다.

따라서 귀신은 다른 데 있지 않다. 귀신은 간이 약해 나타나는 혼적 작용이다. 귀신은 바로 자기 자신인 것이다.

혈해의 맑은 기운인 청기는 간으로 들어가고 탁기는 밖깥인 살이 된다. 그래서 소장-배꼽-코-요척-살(기육)-간은 모두 하나의 간의 계열로 본다.

소장을 구절양장이라고도 하는데, 꼬불꼬불하여 걷기 힘든 인생길이나 세상살이가 험난하고 어려울 때 이 말을 쓴다. 따라서 유별나게 소장이 발달한 태음인은 온갖 역경과 시련에도 잘 견딜 수 있는 끈기와 인내력을 가진 체질임을 알 수 있다.

눈치 코치라는 말이 있다 눈치 한번으로 모든 상황을 알아차리는 사람은 소양인이다. 소양인은 막해가 발달하여 그 기운이 눈으로 나타나기 때문이다. 반면 태음인은 코치로 모든 상황을 알아차리는 사람이다. 코치는 냄새를 맡는 것으로, 사람들의 인심과 풍속, 사람들이 지니고 있는 윤리 도덕의 상황의 냄새를 알아차리는 능력이다. 그래서 태음인들은 냄새를 잘 맡는다. 후각이 발달하여 다른 사람들이 맡지 못하는 것을 아주 예민하게 알아차린다.
간이 발달한 만큼 상대적으로 폐가 약한 것이 태음인의 특징이다. 따라서 체내에 항상 산소가 부족한 것이 태음체질이다. 그래서 되도록이면 청기와 탁기를 구분하여 좋은 산소를 흡입하려는 생리적인 욕구가 생기는데, 이것이 냄새에 예민한 반응을 일으키는 원인이다.

성경에서는 코를, 생명을 주관하는 하나님의 생기로 나타내기도 하며 그리스도의 향기로 말하기도 한다.
"그리스도를 아는 냄새를 나타내시는", "사망으로 좇아 사망에 이르는 냄새", " 생명으로 좇아 생명에 이르는 냄새", "우리의 콧김은 곧 여호와의 기름", " 그 코에 생기를 불어 넣으시니"

백(魄)의 생성

백(魄)이 만들어지는 것은 소장의 서늘한 기운인 량기가 소장에서 대장으로 내려가 차가운 기운인 한기가 되는 것에서 출발한다. 신·영·혼·백에서 백은 가장 무거운 기운을 말한다.

가볍고 맑은 기운은 위로 올라가 하늘이 되고, 무겁고 탁한 기운은 아래로 내려가 땅이 된다고 했다. 우리의 몸도 음양 또는 혼백, 영육, 귀신, 천지, 강유 등으로 이분할 때 신과 영은 하늘에 속하고 혼과 백은 땅에 속하는 기운이다.

따라서 혼과 백은 신과 영의 상대적인 기운으로 아래로 내려오는 기운으로 땅의 요소이다. 아래로 내려오는 차가운 기운은 더운 기운이 이끌어 내려오고 위로 올라가는 더운기운은 차가운 기운이 이끌어 올라간다.

차가운 기운과 더운 기운은 모두 한결같이 우리 몸을 움직이는 온도들이다. 이 상대적인 온도들의 대류현상이 기혈진액 또는 신영혼백의 작용을 나타내는 것이다.

백은 신영혼백 중에서 가장 근원적인 물질, 곧 토대를 말한다. 백에서 혼이 나오고 혼에서 영이 나오고 영에서 신이 나온다.

그래서 신은 가장 정미하고 허령(虛靈)한 기운이고 그 다음이 영이며 그리고 혼과 백의 순서이다. 이 순서는 또 다른 이름으로 기진혈액(氣津血液)과 같다. 그래서 백은 액을 만들어 내고, 혼은 혈을, 영은 진을, 기는 신을 만든다. 신은 액의 가장 정비한 물질이다.

백은 액을 만들고 액은 신장, 곧 생식기에서 만들어진다. 그 액이 만들어지는 순서는 다음과 같다. 곧 수곡지기-위:열기-소장:량기-대장:한기-전음-입-방광-골-신장의 순서로 진행된다.

한기가 소장에서 대장으로 내려오는 까닭은 대장이 위로 입과 아래로 항문이 통해 이어졌기 때문이다. 입은 땅의 시작이고 항문은 땅의 종착지이다. 한기는 아래로 향하는 것이 순리이다.

차가운 기운은 전사해(前四海) 가운데 하나인 액해(液海)를 만든다. 수곡의 한기는 대장에서 액으로 바뀌고 생식기의 음모가 난 부위로 들어가 액해를 이룬다.

액해는 액이 머무는 곳이다. 액해는 입에 맛을 보는 힘으로 청과 탁으로 나누어진다.

입은 만물을 길러내는 근원(지방)으로 액해의 맑은 기운을 끌어낸다. 그리고 하초인 신장을 가득 채워 정이 되며, 거듭 쌓이면 정해가 된다. 액해의 탁한 찌꺼기는 대장이 내려가 힘으로 그 탁한 찌꺼기를 취하여 대장을 이롭게 한다.

액해의 청기는 입으로 나와서 정이 되고 방광으로 들어가서 정해가 된다. 정해는 정이 들어있는 집이다.

정해의 청기는 신이 되고 탁기는 뼈로 들어간다. 즉, 수곡지기-위 : 열기-소장 : 량기-생식기의 음모 : 액해-입 : 정-방광 : 정해가 백을 이루는 과정이 된다.

수곡이라는 외부의 기가 우리 몸의 작용인 입의 작용으로 백을 만들어 낸다. 따라서 대장-전음-입-방광-골-신장은 모두 신의 한 계열로 본다.

우리가 보통 말할 때 "혼백이 달아났다", "혼이 떠났다"라는 말을 하는데 백은 혼과 상대적인 기운을 말한다.

또는 혼백을 영육이라는 말로 대신해서 쓰기도 하는데, 혼은 영의 개념으로 백은 육의 개념으로 쓴다. 그러니까 백은 육을 말하며, 육에 영이 실려 있는 것처럼 백에 혼이 담겨 있다. 만약 백이 약하다면 혼도 거주하는 것이 불안한 것이다.

앞에서도 말했듯이 혼은 혈의 작용이라고 했다. 곧 혼은 혈의 작용을 말하는데, 혈을 만들어내는 근원적인 집이 바로 골수이다. 이 골수에서 백혈구나 적혈구, T임파구나 면역세포들이 생성되어진다. 골수는 뼈에서 생긴다.

따라서 백은 혼을 낳고 혼은 영을 낳고 영은 신을 낳다.

그래서 백은 혼을 담는 그릇이며, 다른 영과 신도 백의 담는 그릇이 없으면 이들의 활동은 있을 수 없다

탁기와 머리, 손, 허리, 발의 형성

이렇게 형성된 이해, 막해, 유해, 액해의 맑은 기운은 머리, 가슴, 허리, 엉덩이를 발달시키지만 나머지 찌꺼기인 탁기는 머리와 손, 허리와 발을 발달시킨다. 머리는 바로 펴는 힘으로 피모를 이루고, 손은 잡는 힘으로 근을 이루고, 허리는 두루 포용하는 힘으로 육을 이루고, 발은 구부리는 힘으로 뼈를 이룬다.

즉, 이목비구의 멀리 듣고 크게 보며 넓게 맡으며 깊이 맛보아 백성들의 생명이 이롭게 되도록 이목비구의 뜻을 온전히 발현하면 정신 기혈이 생기지만, 그렇지 않고 얇고 짧게 협소하게 사용되어지면 정신 기혈이 소모될 것이다.

따라서 폐비간신의 작용이 정직하게, 절도에 잘 맞게 부리면 진고 유액이 충만하지만, 편파되고 과불급으로 발현되면 쫄게 되어 각종 질병에 걸리는 것이다.

성(性)과 정(情)

성과 정의 차이

  이제마 선생은 우리 몸의 부위에서 성과 정을 분류하였다. 폐비간신과 이목비구에서는 성을, 두견요둔과 함억제복에서는 정을 두어 윤리, 실천적인 행할 바를 정하였다.

  성이란 서로를 위하는 큰 마음을 말하고, 정이란 나만을 위하는 마음으로 자아의 욕심이 개입된 것을 말한다. 즉, 애성이란 서로 속이지 않고 살아가기를 원하는 큰 마음이며, 시비를 잘 가려 사무에 능한지에 그 기틀을 두고 있다.

  애정은 자신만이 속임을 받지 않으면 된다고 하는 마음으로, 자신이 속임을 받을 때 생기는 슬픈 감정을 말한다. 따라서 하늘이 태양인에게 부여한 지혜를 개인적인 욕심만 채우는 데 쓰고자 하는 사람은 교(驕)한 마음이 지혜를 대신하게 된다. 따라서 누군가 자신을 속이더라도 슬퍼하지 않는다면 절세의 큰 마음이 바로 여기에 있다.

노성(怒性)이란 서로 업신여기지 않고 살아가기를 원하는 큰 마음이며, 남을 업신여기지 않고 예의바른 마음을 잘 가려 교우에 능한 예(禮)에 그 기틀을 두고 있다. 노정(怒情)은 자신만이 업신여김을 받지 않으면 된다고 하는 마음으로, 자신이 업신여김을 받을 때 생기는 분노하는 마음이다.

예(禮)를 개인적인 욕심만 채우는 데 쓰고자 하는 사람은 긍(矜)하는 마음이 예를 대신하게 된다. 따라서 누군가 자신을 업신여기더라도 화를 내지 않는다면 절세의 큰 마음이 바로 여기에 있다

희성(喜性)이란 서로 도와주면서 살아가기를 원하는 큰 마음이며, 서로 도와주면서 살아가게 하는 당여에 능한 의가 그 기틀을 두고 있다.

희정(喜情)은 자신만 도움을 받으면 된다고 하는 마음으로, 자신이 도움을 못 받을 때 남의 도움을 빼앗는 즐거움을 말한다. 따라서 개인적인 욕심만 채우는 데 쓰고자 하는 사람은 벌(伐)하는 마음이 의를 대신하게 된다. 누군가 자신을 도와주지 않는다고 하더라도 쉽게 희를 즐기는 데 몸과 마음을 탕진하지 않는다면 절세의 큰 마음이 바로 여기에 있다.

락성(樂性)이란 서로 보호해 주면서 살아가기를 원하는 큰 마음이며, 서로 보호해 주면서 살아가게 할 수 있는 거처에 능한 이니 그 기틀을 이루고 있다.

락정(樂情)은 자신만이 보호를 받고자 하는 마음으로, 자신이 보호를 받지 못할 때 남의 보호를 빼앗는 기쁜 감정을 말한다. 따라서 개인적인 욕심만 채우는 데 쓰고자 하는 사람은 과(咶)하는 마음이 인을 대신하게 된다. 누군가 자신을 보호해 주지 않는다고 하더라도 폭락하지 않는다면 절세의 큰 마음이 여기에 있다고 했다.

태양인은 천시 – 교우 – 행검 – 방략이 균형 있는 조화를 가질 때 생명이 길러지며 모든 질환으로부터 자유로워질 것이다.

소양인은 세회 – 사무 – 도량 – 재간이 균형 있는 조화를 가질 때, 그리고 태음인은 인륜 – 거처 – 주책 – 위의가 균형 있고 조화를 가질 때, 소음인은 지방 – 당여 – 경륜 – 식견이 균형 있는 조화를 가질 때 생명이 길러지며 모든 질환으로부터 자유로워진다.

따라서 사람마다 하나님이 나누어 준 달란트를 잘 활용하고 자신에게 부족한 것은 둘러보고 살펴서 자신뿐만 아니라 이웃에게 불편이 가지 않게 처신한다면 그 부족한 것이 오히려 큰 장점이 될 것이다.

예를 들면, 폐가 부족한 태음인은 턱(함)이 부족하여 주책이 생리적으로 가장 부족하지만 그 생리적 부족함 때문에 체질이 선천적으로 고정되어 불변하는 것도 아니니, 자신의 마음을 지키면 부족함에서 오는 나의 선천적인 체질이야말로 가장 최고의 주책이 될 수 있다.

따라서 동무 선생은 체질이 선천적으로 고정되어 있기 때문에 이를 숙명적으로 받아들여 자포자기하는 어리석음을 행치 말고, 오히려 그 부족함을 겸손한 마음으로 받아들여 늘 극복하는 자세를 견지한다면 절세의 주책이 바로 여기에 있을 것이라고 말했다.

마찬가지로 소음인의 가슴은 자긍하는 마음을 경계해야 하는데, 소음인의 가슴에 자긍하는 마음이 없다면 절세의 경륜이 반드시 여기에 있을 것이다라고 말씀하고 있다.

존기심 양기성(存其心 養其性) - 성인의 길

이제마 선생은 이목비구와 폐비간신은 호선지심과 오오지심(나쁜 것을 미워하고 싫어하는 마음)이 발현하는 곳으로 선천적으로 하늘이 준 순수성을 말하고, 두견요둔과 함억제복은 사람들이 부지런히 배우고 익혀서 실천해야 할 재주와 덕목을 말하지만 게을러 마음이 편벽되어 이를 실천하지 못한다면 하늘이 준 호오지심과 오오지심의 생리력이 그 덕을 잊고 개인의 사욕을 채우는 것으로 나타나 호오지심이 발현되는 생리력으로 보았다.

따라서 이제마 선생에게 '죄성'은 장부 생리력의 근원이 되는 이목비구와 폐비간신에 있는 것이 아니라, 마땅히 배우고 익히고 실천하지 못하는 게으름과 사욕에 있다고 보았다.

그리고 이 게으름과 사욕의 '죄성'에서 벗어나려면 두견요둔과 함억제복을 부지런히 행하여 거기서 갖춘 식견-위의-재간-방략과 주책-경륜-행검-도량을 잘 발현하는 것만이 성인이 될 수 있는 길이라고 제시하였다.

따라서 선생은 이목비구와 폐비간신의 호선시심과 오오지심이 잘 발현할 수 있도록 하늘이 준 순수성을 잘 기르고(양기성- 養其性), 두견요둔과 함억제복에서 마땅히 배우고 익히고 실천하는 과정에서 존기심(存其心)을 지켜 성인에 이를 것을 강조한다.

이제마 선생에게 성인은 존기심 양기성(存其心 養其性) 하는 실천론에 있음을 다시 한 번 보게 되는 부분이다.

두건요둔과 함억제복을 경락적으로 말하면 두건요둔은 독맥 쪽을 말하고 함억제복은 임맥 쪽을 말한다. 임맥은 인체의 앞면이고 독맥은 인체의 뒷면이다.

우리가 사람을 처음 대할 때는 어떤 첫인상과 느낌을 가지게 된다. 그 첫인상과 느낌은 두건요둔과 함억제복에 서려 있는 식견-위의-재간-방략과 주책-경륜-행검-도량의 느낌일 것이다.

"왠지 그 사람은 학식이 있는 것 같고…", "왠지 의젓함이 있는 것 같고…", "왠지 재주가 있어 보이고…", " 왠지 얼굴에 꾀가 있어 보이고…"라는 말을 한다.

이는 그 사람의 걸어가는 뒷모습에서 식견-위의-재간-방략을 느끼는 것을 말함이고, 반대로 그 사람이 식견-위의-재간-방략을 잘못 부리면 그 식견-위의-재간-방략 대신 탈심(빼앗는 마음)-치심(사치한 마음)-나심(게으른 마음)-절심(도둑질 하는 마음)을 느낄 것이다.

반대로 그 사람의 앞모습을 보면 주책-경륜-행검-도량에서 느끼는 "웬지 그 사람은 계산이 빠른 것 같고…", "웬지 그 사람은 세상 경험을 많이 한 경륜이 있는 것 같고…", "웬지 그 사람은 절제되고 의로움이 있는 것 같고…", "웬지 그 사람은 예의가 있어 도량이 넓어 보이고…"라는 말을 한다.

이는 그 사람의 걸어오는 앞모습에서 주책-경륜-행검-도량을 느끼는 것을 말함이고, 반대로 그 사람이 주책-경륜-행검-도량을 잘못 부리면 주책-경륜-행검-도량 대신에 교심(교만한 마음)-긍심(잘난 체하는 마음)-벌심(남을 업신여기는 마음)-과심(과장하는 마음)을 느낄 것이다.

　따라서 성인과 중인의 차이는 선천적으로 결정된 것이 아니요, 오직 선한 마음으로 행하고 그리고 배우고 익히고 실천하는 부지런함이 있다면 누구나 요순이 될 수 있지만, 그렇지 않다면 악을 행한 걸주가 될 수 있는 것이다.

　따라서 내 안에 요순과 걸주가 함께 있으니 걸주를 버리고 요순이 될 수 있는 것은, 오직 배우고 익히는 것을 싫어하지 말고 가르치고 행하는 데 게으르지 말라 한 것이다.

　타고난 장부의 호선지심인 생리력에서 보면 요순과 우리는 큰 차이가 없다. 생명을 죽이는 기운을 싫어함을 오오지심에서 보아도 우리와 요순은 큰 차이가 없다.

　다만 몸의 함억제복에는 세상을 속여 사욕을 채우려는 사심이 숨어 있으니, 마음을 살펴 성을 키운다면 요순과 같이 이르게 됨을 선생은 말하고 있다.

　또한 몸의 두견요둔에는 남을 부리려는 게으름이 깊이 숨어 있으니, 몸을 부지런히 하여 명을 세운다면 마찬가지로 요순에 이를 수 있다고 했다.

　우리가 요순이 되지 못하는 이유는 몸에 담겨 있는 함억제복의 성(性)과 두견요둔의 명(命)을 실천에 옮기지 못하기 때문이다.

　따라서 함억제복의 성은 끝없이 다듬고 갈아 성실히 수양을 하여야 하나, 교만하고 뻐기고 함부로 하며 과장하는 사사로운 마음에 꺾여서 계속 실천하지 않으면 함억제복의 성이 없어져 널리 통하지 못한다.

　두견요둔의 성은 끝없이 쉬지 않고 실행하여 빛나고 드러내야 하나, 빼앗고 사치하고 게으르고 도적질하여 그 욕심에 두견요둔의 성이 눌리면 그 성을 버리게 되어 정당한 행동을 못하게 된다.

　그래서 사람의 이목비구는 하늘의 성품으로 하늘의 뜻을 순응하고, 사람의 폐비간신은 사람의 성으로 사람의 길을 가는 어짐을 말한다. 함억제복은 자기 마음만 위하는 것으로 배워서 아는 바를 행하지 않아 어리석음을 면치 못하니, 내가 어리석음을 면할 수 있는 것도 이를 실천함에 있고, 나의 두견요둔은 자기 몸만 위하는 것으로 쉴 사이 없이 몸을 움직여 절도를 지키지 못하여 어리석음을 면치 못하니, 내가 어리석음을 면할 수 있는 것도 게으른 몸을 부지런히 함에 있다고 말했다.

이제마 선생은 우리 몸을 하늘의 성품과 땅의 후덕이 모두 갖추어진 것으로 보았다. 이 때문에 하늘의 성품은 이목비구와 폐비간신을, 땅의 덕성은 함억제복과 두견요둔으로 배치하였으며, 더 나아가 하늘의 성품을 다시 하늘의 길과 사람이 마땅히 행할 길로 구분하여 이목비구는 하늘의 길로 폐비간신은 사람의 길로 나누고, 땅의 덕성인 함억제복과 두견요둔은 마음의 작용은 함억제복에서 그리고 몸의 실천은 두견요둔으로 나누어 보았다.

결국 성인의 길은 이목비구와 폐비간신이 갖고 있는 성품을 잘 발현하고 함억제복과 두견요둔의 덕성을 잘 함양하여 실천함에 있음을 강조한다. 그리고 함억제복의 심의 결정력인 호선지심과 호오지심의 발로는 두견요둔에서 결정되어지므로 두견요둔의 몸의 움직임(실천)을 강조한다.

하늘이 사람을 만들 때 그 몸에 성으로서 혜각을 주고 만백성을 살게 하였다. 만약 혜각이 없으면 사람은 죽으니, 혜각은 하늘의 덕에서 나오는 것이라고 보았다. 그리고 하늘은 먼저 사람이 살아갈 수 있는 천지의 조건을 마련한 다음 사람을 창조하였으며, 그 몸에 하나님의 명으로서 만물을 다스리는 자업을 주셨다. 이 자업으로 만백성은 살게 되었고, 만약 자업이 없으면 사람은 죽으니 이는 하늘의 이치에서 나오는 것이다.

혜각은 다른 사람의 갑절의 노력이 있어야 가르침에 부족함이 없다. 자업은 욕심을 줄여야 그 공을 이루니, 깨달음이 부족하면 비록 그에게 남보다 뛰어난 점이 있어도 간교하기가 조조 같으면 가르침이 있을 수 없다.

또한 자업을 지나치게 벌여놓기를 좋아하는 사람은 비록 그에게 남다른 점이 있다고 하더라도 사납기가 진시황 같으면 공을 이루지 못한다고 했다.

따라서 선생은 항상 마음을 지키려면 스스로 마음의 욕심을 반성하여야 하는데, 몸과 마음의 밝고 어두운 것은 반성하면 맑아지고 반성하지 않으면 탁해지는 것이라 하였다.

성경은 무릇 마음을 지키려면 "아무것도 염려하지 말고 오직 모든 일에 기도와 간구로 너희 구할 것을 감사함으로 하나님께 아뢰라 그리하면 모든 지각에 뛰어난 하나님의 평강이 그리스도 예수 안에서 너희 마음과 생각을 지키시리라"라고 하였다.

성경에서 마음을 지키는 첫째 조건은 아무것도 염려하지 말라는 것이었다.

염려는 곧 내 마음의 욕심에서 생기는 것이다. 내 뜻과 사욕이 염려를 만들고 응답을 간구한다.

응답이란 기도하는 대로 다 들어 주는 것이 아니다. 들어 주지 않는 것도 하나님의 선한 응답의 한 방법이다.

하나님은 합당한 기도가 아니거나 하나님의 공의에 맞지 않을 때는 들어 주지 않는다.

우리는 하나님의 뜻이 어디에 있는지 천시(天時)를 들을 수 있는 귀와 혜각이 있어야 한다.

귀와 혜각은 나의 욕심을 제거한 하나님의 공의를 구하는 것이다. 그것이 성도가 구하고 간구할 것이다.

그리하면 하나님은 우리의 마음과 생각을 지키신다고 했다. 이 마음이 곧 평강이다. 따라서 하나님의 평강이 내게 임하려면 일차적으로 내가 할 수 있는 일은 기도와 간구 전에 염려하지 않는 것인데, 그것은 바로 나의 욕심을 버리는 일이다.

이 평강은 마음이 밝고 맑은 것이다.

우리 몸은 성과 정이 모두 필요하다.

성은 하늘이 내게 부여한 하나님의 성품으로 자연스럽게 우러나와 서로 도와주고, 서로 보호해 주고, 좋은 것을 서로 나누고, 함께 누리고자 하는 마음이다.

정은 우리의 자아가 개입되어 주는 것보다 받고 싶은 마음이 우선하여 주되 받지 못하면 섭섭하고 열심히 노력하되 결과가 따라 주지 않으면 실망하게 되는 소아적인 마음을 말한다.

성정은 유학의 인성론의 주된 개념이다. 그리하여 《예기》 예운에는 "何謂人情 喜怒哀懼愛惡慾七者"라 하였고, 내경에서는 희노사우공(喜怒思憂恐)과 비경(悲驚)의 둘을 합하여 칠정이라 하여 칠정을 모두 감정을 통칭하는 개념으로 썼다.

그후 송대 성리학에서는 "性則理,情者性之動也"라 하여 성을 천리호서, 정을 마음이 사물에 응하여 나타나는 감정으로 보았다.

즉, 성은 인의예지의 사단으로, 정은 "喜怒哀懼愛惡慾"이라는 칠정으로 구별하여 인성을 논하였다.

그러나 이제마 선생은 성정의 개념을 내경의 칠정과 성리학에서 말하는 사단칠정의 개념을 희로애락으로 요약하여 장부에 배속하였다.

그 이유는 애노는 그 기의 운동방향이 위로 올라가고 희락은 아래로 내려가는 기의 승강운동이 결국 몸의 생리력을 주관한다고 보고 그 기의 승강운동을 조절하여 주면 장부의 생리력은 조화를 이룬다고 보았기 때문이다.

따라서 사상의학의 장부 생리학의 특징은 조절의학으로서 중용의 인식론이 깔려 있음을 볼 수 있다.

칠정 중에서 희로애락은 그 기의 방향이 위로 아래로 승강하는 운동방향이 결정되어지는 것을 쉽게 느낄 수 있지만, 애오욕은 그 기의 방향이 어디에서 생기는지 그리고 어느 방향으로 흐르는지 모호하다.

따라서 선생은 애오욕은 순수한 심욕의 표현으로서 기동(氣動)의 방향을 정하기가 어려워, 희로애락만을 장부의 생리력을 움직이는 것으로 보고 애오욕은 마음의 문제의 영역으로 본 것 같다.

즉, 기존 성리학에서는 성정을 심적(心的) 차원에서 언급하였고 내경에서는 신체의 기능에 영향을 미치는 생기론적 차원, 즉 신체적 차원에서만 언급한 것이라면, 선생은 심신 양면적 관계에 모두 영향을 미치는 개념으로 희로애락을 설정한 것이다.

기존의 성리학에서 성과 정을 윤리적 차원에서 구분하였던 인식을 이제마 선생은 몸이라는 생리적 차원으로 전환시켰으며, 또한 신체적 차원에서만 영향을 미치는 것으로 본 내경의 생기론적 입장을 성정의 윤리 실천적인 차원으로 끌어 올려 사변 철학의 한계와 증치의학의 한계를 극복하고 새로운 의학을 우리에게 제시한 것이다.

오늘날 동서철학의 문제는 철학이 철학으로만 머물러 있을 뿐, 그 철학이 내 몸에 육화 되어 삶의 실천적인 뿌리가 내려지고 내 몸의 생리력을 결정하는 생물학적인 현실성 없이 사변으로만 치우친다는 것이다.

또한 오늘의 동서의학은 하나같이 질병이 발생한 병인과 그 질병이 어떤 종류의 것인지 검사하는 병명확인과 방증약리로 사람을 치료하는 치료법만 개발할 뿐, 그 사람이 가지고 있는 개인적인 성정

과 특이적인 체질 그리고 질병과 생활의 섭생관계 등을 고려한 전체
의학적 차원에서의 접근이 부족한 것이 사실이다.

따라서 사상의학이 가지는 가장 큰 장점은 철학과 의학의 방향이
어디로 지향해야 하는지, 그리고 철학과 의학의 속알맹이인 우리의
심신의 문제가 이제는 이분법적인 갈등과 인식에서 벗어나 몸이라
는 생리력에서 의학과 철학 그리고 심신이 하나가 되는 심신의학 또
는 의철학을 우리에게 보여 준 것이라 하겠다.

2000년 동안 인류의 역사는 심신을 다루는 철학과 의학이 만나지
못한 역사였다. 이제 21세기는 철학과 의학이 만나는 역사이어야
할 것이다.

희로애락의 역동(逆動)과 순동(順動)

우리 몸은 항상 일정한 에너지의 양을 가지고 있다. 그리고 그 일정한 양의 에너지가 각기 다른 장부의 생리력에 따라 편중되니 그것이 바로 체질에 나타나는 크고 작음의 생리력이다. 따라서 에너지가 너무 위쪽으로 치우치면 아래가 적어지고, 반대로 너무 아래로 치우치면 위쪽이 적어진다.

양인(陽人)은 하초 쪽이 약하고 음인(陰人)은 상초 쪽이 약한 것이 이 때문이어서, 양인들의 병은 주로 간국(肝局)과 신국(腎局)의 병이고 음인들은 폐국(肺局)과 비국(脾局)의 병이다.

이제마 선생은 애로희락이라는 성정이 장부의 생리력의 흐름을 결정한다고 보았다.

즉, 희로애락이 성으로 작용할 때는 애성은 곧바로 위로 올라가고, 노성은 약간 옆으로 기울러 상승하며, 희성은 약간 옆으로 기울어 하강하고, 락성은 바로 아래로 하강하는데 이렇게 순수히 흘러가는 기운의 감정일 때는 관련된 장국에 활력소가 되지만 반대로 성정을 잘못 부려 폭애·폭노·폭희·폭락으로 작용할 때는 애로희락의 흘러가는 기운이 갑자기 흘러 애노는 위로 폭동하고, 희락은 아래로 폭강하여, 폭애가 되면 간국이 상하고(여기서 간국이라고 하면 간의 계열에 있는 모든 장부를 말한다. 즉, 소장-배꼽-코-요척-살(기육)-간 모두를 간국으로 봄), 폭노가 되면 신국(대장-전음-입-방광-골-신장)이 상하며, 폭희가 되면 폐국(위완-혀-귀-두뇌-피부-폐)이 상하고, 폭락이 되면 비국(위-양젖가슴-눈-등뼈-근-비장)이 상하여 장부의 생명력이 깎이는 것으로 보았다.

따라서 폐비간신의 성을 잘 발현하면 생명을 기르나 폐비간신의 성을 잘못 부려 정으로 흐를 때는 비수로 장부를 찌르는 것처럼 심각하게 생명을 상한다고 말했다. 이에 성정을 잘 다루는 것이 생명을 기르는 것이라고 말했다.

정신의학자 엘미게이스는 감정분석실험에서 놀라운 것을 발견했다. 즉, 사람의 숨결을 육안으로 보면 모르지만 시험관에 넣고 액체공기로 냉각하자 침전물이 생기는 것을 관찰했다.

그런데 이 침전물은 숨을 쉬는 사람의 감정에 따라 여러 가지 색으로 변하는 것을 알았다. 화를 내고 있으면 차(茶)색·밤색으로 변하고, 고통이나 슬픔에선 회색, 후회에선 복숭아빛을 내는 것을 알았다. 이 중 차색·밤색으로 변한 분노의 침전물을 모아 흰쥐에게 주사하자 수분 내에 죽었다고 한다.

이 실험에 더하여 그는 경악할 만한 결과를 측정했는데, 화를 낼 때 사람의 체내에는 독소가 생기며, 이 독소는 과학적으로 측정키 어려운 무서운 독력을 지닌 독소로서 만약 한 사람이 한 시간을 계속해서 화를 내면 80명을 죽일 수 있는 독소가 나온다는 것이다.

이 실험결과를 놓고 보더라도 잘못된 희로애락의 성정이 결국 자살행위나 다름 아니다라는 것을 알 수 있다.

이제마 선생이 인류역사상 희유의 독창적인 관점은 희로애락이라는 감정의 발로를 각 폐비간신이라는 장부에 배속시키고, 그 감정의 발현이 순조롭게 나타나면 생명을 기르는 좋은 약이 되지만 그 감정이 폭동되면 장부를 상하게 되는 것으로 본 것에 있다.

다음은 이제마 선생이 희로애락의 성정이 장부에 미치는 관계를 설명해 놓은 것이다.

"태양인은 애성이 멀리 흩어지고 노정이 촉급하니, 애성이 멀리 흩어지면 기운이 폐에 몰려 폐가 더욱 성하여지고 노정이 촉급하면 기운이 간에 부닥쳐서 간이 더욱 깎이므로 태양의 장국이 폐가 크고 간이 작게 형성되는 것은 이 때문이다.

소양인은 노성이 넓고 크며 애정이 촉급하니, 노성이 넓고 크면 기운이 비에 몰려 비가 더욱 성하여지고 애정이 촉급하면 기운이 신에 부닥쳐서 신이 더욱 깎이므로 소양의 장국이 비가 크고 신이 작게 형성되는 것은 이 때문이다."

"태음인은 희성이 널리 퍼지고 낙정이 촉급하니, 희성이 널리 퍼지면 기운이 간에 몰려서 간이 더욱 성하여지고 낙정이 촉급하면 기운이 폐에 부닥쳐서 폐가 더욱 깎이므로 태음의 장국이 간이 크고 폐가 작게 형성되는 것은 이 때문이다.

소음인은 낙성이 깊고 굳으며 희정이 촉급하니, 낙성이 깊고 굳으면 기운이 신에 몰려 신이 더욱 성하여지고 희정이 촉급하면 기운이 비에 부닥쳐서 비가 더욱 깎이므로 소음의 장국이 신이 크고 비가 작게 형성되는 것은 이 때문이다."

"태양인의 특징은 일을 자꾸 만들어 벌이기를 좋아하는 특성이니, 몸보다 마음이 급하여 일어나는 화가 급박하기 쉽다.

애쓰는 마음이 너무 많아지니 기가 폐로 모여 더욱 성하여지고, 급한 마음에 화를 자주 내어 간이 깎이게 되니 신국이 약해진다."

"소양인은 마음만 급하고 행함은 부족해서, 기분이 아침저녁 다르듯이 시시각각 변하며 조급함이 아주 커서 뜻대로 안 되면 자포자기하는 슬픔이 쉽게 온다.

급한 마음은 기가 비로 모여 더욱 성하여지고, 자포자기하는 슬픔이 쉬 오니 신이 깎이게 되어 신국이 약해진다

태음인은 앞으로 되어질 일에 항상 낙관적인 마음을 가지니 일이 되어지는 대로 즐기는 감정이 쉽게 온다.

항상 모든 일을 긍정적으로 받아들이는 마음이 넓고 크기 때문에 간이 더욱 성하게 되고, 즐기는 마음이 쉬 오니 폐가 깎이게 되어 폐국이 약해진다."

"소음인은 매사에 즐겨서 하는 성향이 깊이 배어 있고 예상 못한 일에 기뻐하여 웃고 넘어가려는 감정이 쉬 온다.

즐기려는 성향이 깊어 신기의 끈기가 더욱 성하여지고, 기뻐하여 지나치는 마음이 쉬 오니 비장이 깎이게 되어 비국이 약해진다."

"애기와 노기는 상승하고 희기와 락기는 하강한다. 상승하는 기운이 과다하면 하초가 상하고 하강하는 기운이 과다하면 상초가 상한다.

애노의 기운이 순조롭게 움직이면 왕성하게 위로 올라가고 희락의 기운이 순조롭게 움직이면 부드럽게 아래로 떨어진다.

 애기와 노기는 양이니 순조롭게 움직이면 순하게 위로 올라가고, 희기와 락기는 음이니 순조롭게 움직이면 순하게 아래로 내려간다.

애노의 기운이 불순하게 움직이면 갑자기 일어나 위에서 합쳐지고, 희락의 기운이 불순하게 움직이면 멋대로 일어나 아래에서 합쳐진다.

상승하는 기운이 불순하게 움직여 위에서 합쳐지면 간과 신이 상하고, 하강하는 기운이 불순하게 움직여 아래에서 합쳐지면 비와 폐가 상한다."

"자주 화내고 자주 화를 참으면 옆구리가 자주 압박되고 동요된

다. 옆구리는 간이 붙어 있는 곳인데 압박되고 동요되어 안정되지
못하면 간이 상하지 않겠는가!

잠깐 기뻐하고 잠깐 기쁨을 거두어들이면 가슴이 넓어졌다 좁아졌
다 한다. 가슴은 비가 붙어 있는 곳인데 넓어지고 좁아지고 하여
안정되지 못하면 비가 상하지 않겠는가!

갑자기 슬퍼했다가 갑자기 슬픔을 그치면 허리가 구부러졌다 펴졌
다 한다. 허리는 신이 붙어 있는 곳인데 구부려졌다 펴졌다 해서
안정되지 못하면 신이 상하지 않겠는가!

여러 번 즐거워했다 여러 번 즐거움을 잃으면 등골이 지나치게 올
라갔다 내려갔다 한다.

등골은 폐가 붙어 있는 곳인데 올라갔다 내려갔다 하여 안정되지
못하면 폐가 상하지 않겠는가!"

"태양인은 몹시 성내고 깊이 슬퍼함이 있으니 경계하여야 하고,
소양인은 몹시 슬퍼하고 깊이 성냄이 있으니 경계하여야 하며, 태
음인은 지나치게 즐거워하고 깊이 기뻐함이 있으니 경계하여야 하
고, 소음인은 지나치게 기뻐하고 깊이 즐거워함이 있으니 경계하
여야 한다."

"태양인이 애쓰기를 다하여도 구제하지 못하면 분노가 격렬히 발
하고, 소양인이 서두름을 다하여도 이기지 못하면 체념하고 슬퍼
함이 가슴에 가득히 동하고, 소음인이 즐겨 하기를 다하여도 이루
어 내지 못하면 기뻐하고 좋아함이 안정하지 못하고, 태음인이 기
꺼이 포용함을 다하여도 승복받지 못하면 즐기기를 꾸미기에 싫증
을 모르니, 이와 같이 극에 달함은 칼로 몸을 저미는 것과 같다.
한번 몸이 망가지면 다시 회복하기 어려우니, 이것이 죽고 사는
것과 단명하고 장수하는 것의 관건이니 몰라서는 안 된다."

이렇게 각 체질에 나타나는 편급한 감정이 나타나는 것은 태양인
은 애쓰는 마음이 극에 달하면 마음이 급하여져 화가 나게 되고, 소
양인은 서두르는 마음이 극에 달하면 자포자기하여 슬퍼하게 되고,
태음인은 즐겨 하는 마음이 극에 달하면 일어난 일을 그냥 웃고 수
용하며 기뻐하게 되고, 소음인은 수긍하여 받아들이는 마음이 극에
달하면 닥치는 대로 받아들이며 즐기게 된다.

인간은 희로애락이라는 감정을 떠날 수는 없다. 그리고 희로애락
의 감정의 변별적인 차이도 체질을 떠나지 않는 한 누구나 성정의
변화와 편급은 벗어날 수 없는 것이 인간이다.

성인도 마찬가지이다. 성인도 희로애락을 떠날 수 없고 체질을 벗
어날 수 없다. 단지 성인이 성인다운 것은 희로애락의 감정을 잘 조
절하여 매사에 절도에 맞게 적용하는 자가 성인이고, 중인이라 하더
라도 이를 실천하면 그도 다름 아닌 성인이다. 따라서 몸과 체질을
벗어날 수 없는 인간의 조건이라면 그 조건을 부정할 필요도 없고
자랑할 필요도 없다.

하늘이 준 개인의 생명을 잘 보전하고 활용하여 건강한 문명사회
를 만들어 가는 데 사용한다면 이 또한 얼마나 축복된 일일까.

그래서 이제마 선생은 다시 이렇게 말했다.

"성인이 울고 웃고 화내고 슬퍼하고 기뻐하고 즐겨하고 서두르고
애쓰고 혹은 사랑하고 보호하고 도와주고 시비를 잘 가려 주고,
때로는 의로운 분노를 나타내기도 하고 모든 일이 두루 적절히 조
화가 되고 절에 맞으니, 이는 사람을 아는 것이 어렵고 또 사람을
알기에 경솔히 할 수 없기 때문이다. 무릇 희로애락을 함부로 발
하는 사람은 몸을 행함에 성실이 없어 사람을 앎에 밝지 못하니

성인도 모두 이를 어렵게 여겼으니 더욱 그 성을 되돌아 보아 절도에 맞게 행동을 하여 사람을 쓰고 버림에 가벼이 해서는 안 된다."고 말했다.

한국의 장관과 총리의 수명은 세계적으로 제일 짧은 것으로 유명하다. 장관으로 임명받은 지 하루도 채 되지 않아 낙마하는 사람이 있는가 하면, 총리로 임명은 되었어도 인준을 받지 못해 도중 하차하는 인재들을 본다.

사람을 쓰고 버림에 가벼이 하는 정치인들의 행동은 절도를 지키지 못하는 희로애락의 성정에서 비롯된다.

아무리 좋고 선한 목적을 가진 애로희락의 성정이라도 그 절도를 잃어버리면 애로희락의 성이 온전할 수 없다.

아무리 좋고 선한 목적과 비전일지라도 그것을 나타내고 추진하는 과정과 모양새가 절도를 잃으면 목적과 비전이 달성된다 하더라도 오래갈 수 없다.

목적과 비전은 멀리 미래에 따로 떨어져 있는 것이 아니라, 나타내어지고 추진하는 과정인 오늘 현재, 여기 이 상태가 바로 목적과 비전일 뿐이다.

오늘 여기 있는 우리가 성실한 마음과 온전한 마음으로 절도를 지키면 어느덧 목적과 비전은 바로 현실에 나타나는 것이다.

태양·소양인은 항시 애쓰고 조급함을 과도하지 않게 삼가며 억지로 기뻐하고 즐김을 하지 말아야 할 것이니, 이는 헛된 행동에 지나지 않을 뿐이다.

만약 억지로 포용하고 즐기기를 여러 번 하면 진정에서 우러나는 즐거움과 기쁨이 아니니 애노(哀怒)에 더욱 치우치게 된다.

태음·소음인은 항시 포용하고 즐겨 함을 과도하지 않게 삼가며 억지로 화내거나 슬퍼하지 말 것이니, 헛된 행동에 지나지 않을 뿐이다. 만약 억지로 애쓰고 조급함을 여러 번 하면 진정에서 우러나는 노력과 애씀이 아니니 받아들이고 즐기는 희락(喜樂)에 더욱 치우치게 된다.

억지로 하는 선행은 위선과 허위의식을 드러낼 뿐이다. 그리고 그 선행도 결국 오래 가지 않을 뿐더러 일회성으로 끝나는 경우를 많이 본다. 따라서 내가 무엇을 한다는 선한 동기만을 가지고는 최선이 될 수가 없으며 합법성을 인정해 줄 수도 없다.

어떤 선한 일을 하기 전에 내 마음의 중심을 보아야 한다. 아무리 좋은 목적과 동기가 순수하더라도 내 마음이 진정에서 우러나지 않는 것이라면 불선을 만들어 낼 뿐이다.

첫째는 내 몸과 마음이 상할 것이며, 둘째는 진정과 온전한 마음에서 우러나지 않는 위선과 선함에 포장된 허위의식은 추함만을 드러낼 뿐이다.

따라서 태양·소양인은 애노라는 감정의 치우침을 막기 위해서는 진정에서 우러나오는 즐거움과 기쁨으로 해야 하며, 태음 소음인은 희락이라는 감정의 치우침을 막기 위해서는 진정에서 우러나오는 슬픔과 의로운 분노로 해야 한다.

성인이 성인다울 수 있는 것은 희로애락의 성정을 절도에 맞게 행할 수 있기 때문이다.

내가 무엇무엇을 할 수 있는 능력이 있다고 자신 있게 떠벌이는 사람보다 아무것도 할 수 없는 연약함으로 조용히 자신을 돌아보아 감정의 성정만 잘 조절하는 그가 더 능력 있는 사람이며 성인일 것이다. 내가 무엇을 한다고 떠벌리는 것만큼 무모하고 사기적인 마음도 없다.

"무릇 사람은 공경하면 반드시 장수하고 태만하면 반드시 요절하며, 부지런하면 반드시 장수하고 허탈하면 반드시 요절할 것이다.
배고픈 창자가 먹을 것을 얻기에 급급하면 창자의 기운이 흐트러질 것이며, 가난한 자기의 뼈가 재물을 얻음에 급급하면 뼈의 힘이 말라붙을 것이다.
배가 고파도 배고픔에 너무 연연하지 말고 가난해도 가난함에 너무 연연하지 말 것이니, 할 바를 두루 하며 받아들여 내 것으로 삼는 재주와 항상 되게 유지하는 재주를 길러야 한다.
따라서 음식은 배고픔을 능히 참으며 배부름을 탐하지 말고, 의복은 서늘함을 능히 참으며 따스함을 탐하지 말고, 근력은 능히 성실히 노동하며 안일함을 탐하지 말고, 재물은 능히 근실히 하며 구차하게 얻고자 하지 말아야 맑은 정신이 드니 이것이 곧 공경의 다름이 아니다."

따라서 선생은, 사람은 누구나 하늘이 부여한 성정과 생리력의 발현이 모두 다르게 태어났으니 이를 두고 좋다 나쁘다 논할 필요가 없고, 단지 주어진 생리력을 잘 발현하도록 자신을 돌아보아, 스스로 부지런히 몸을 닦아 그 행함이 바르고 의로우며 예에 맞고 치우침이 없도록 진정으로 하는 것이 하늘의 뜻에 맞는 도리라고 하였다.

체질에 따라 나타나는 희로애락의 성정을 마음속에 편벽됨이 없이 자리함이 중(中)이요 행함에 적절한 것이 화(和)이다.

희로애락이 스스로의 마음을 항시 경계하여 편벽됨을 줄여 나가면 차츰 중(中)에 가까워지고, 자신의 행동을 항시 돌아보아 그 행함을 적절하게 고쳐 나가면 절(節)에 가까워지는 것이다.

우리 몸의 생리는 중용의 화와 절을 향해 끊임없이 발현되고 움직여 나가는 것이다.

　따라서 어쩌면 중용적인 삶은 영원한 이상일 수도 있다. 세포의 체액에 있어서도 음이온과 양이온들이 세포막을 중심으로 끊임없이 들락날락하면서 체액의 일정한 이온을 유지하려 부단한 활동을 하는 것을 볼 수 있다.

　세포의 체액에 있어서도 정확히 ph7을 유지하는 이온의 농도는 없다. 단지 ph7을 유지하려 하는 항상성의 활동만이 있을 뿐이다.

　오직 중용적 시스템인 체액의 항상성을 유지하고자 하는 생리의 노력만이 영원할 뿐이다. 이 항상성이 무너질 때 우리 인체를 구성하는 장부의 역학관계의 질서가 무너지고, 그 결과 각종 질병이 유발된다.

　생리는 우리의 인생과 같다. 그리고 생리는 바로 우리의 삶이다. 생리를 떠난 어떠한 사고의 체계도 그리고 거기에서 나온 철학과 그 모든 심미적 예술도 생리를 벗어날 수 없다. 이 생리에서 그 모든 신영혼백이 나온다.

이제마 선생은 스스로의 마음을 항시 경계하여 편벽됨을 줄여 나가면 차츰차츰 중(中)에 가까워지고, 자신의 행동을 항시 돌아보아 그 행함을 적절하게 고쳐 나가면 절(節)에 가까워지는 것으로 보았다.

그러나 중과 절에 가까워질 뿐 중과 절에 일치하는 것은 영원히 불가능하다. 이것은 우리의 생리력이 가지는 성이자 생명의 특징이기 때문이다.

그리고 그 생명의 특징은 같은 종 안에서도 각기 다른 생명의 특수성을 갖고 있는, 변별적인 차이를 보인다.

이것이 바로 체질이라는 사실이다. 이 변별적인 차이가 생명을 생명답게 하는 힘이며 상향 에너지이다.

생명은 한계를 전제로 하고 죽음을 전제로 한다. 씨앗은 죽음을 전제로 하는 생명의 한 과정이다. 이 과정이 없으면 생명은 진행되지 않는다. 씨앗이 죽지 않고 씨앗 그대로 있다면 이미 씨앗이 아니다. 씨는 돌과 다름없다.

희로애락의 중과 절이 잘 맞고 장부생리의 발현이 순항을 탈 때 호연지기와 호연지리가 바로 폐비간신과 심의 장부 생리력에서 나온다고 이제마 선생은 보았다.

따로 신령한 은사를 받아서 우리의 성정이 변하는 것이 아니라, 인의예지의 성품을 온전히 길러 충만케 하고 비박탐나의 욕심을 분별하여 버리고 온전한 성정을 드러낼 때 거기에서 호연지기와 호연지리가 나온다고 한 것이다.

호연지기는 정이고 호연지리는 성이다. 이 성과 정은 나의 윤리적인 실천행위에서 찾아질 수 있다. 호연지기는 폐비간신의 장부에서 나온다고 하였고, 호연지리는 심에서 나온다고 했다.

이제마 선생은 폐비간신과 심을 이분하고 호연지기와 호연지리를 분리하여 설명하였지만, 몸이라는 현 실태에서는 폐비간신과 심은 이분되지 않고 서로 상호 교섭하여 나타나기 때문에 호연지기와 호연지리가 따로 나타나는 것은 아니라고 본다.

호연지기가 엄정히 잘 나타나면 거기에 호연지리는 자연히 생긴다고 볼 수 있다.

이제마 선생은 심의 문제를 몸의 주재자로서, 즉 폐비간신을 총괄하고 주재하는 위치와 기능으로 생각했다.

그러나 심의 장부 관계는 심 혼자 독립적으로 작용하는 것이 아니라 몸이라는 전체적인 모든 기관과의 작용에 의해 교섭되어지고 나누어질 때 나타나는 생리력의 작용이 바로 심이라고 생각한다. 따라서 심은 신체와의 연속성 가운데에 있으며, 심은 신체가 경험하는 모든 것을 의식하지 못한다 하더라도 신체의 유기적 관계 속에서 상호 교섭도에 작용되어지는 것이다.

마음이 이러한 관계성 속에서 작용하기 때문에 오장육부라고 이름하는 다른 신체적 기관을 총괄하고 주재하는 또 다른 장부로서 분리시킬 수 없는 이유는 이 때문이다.

따라서 마음은 장부의 생리적 발현과 독립된 실체로서 존재할 수 없는 것이다.

체질별 장부생리학적인 특징

소음인(비위 기능이 저하되고 신장 기능이 항진되는 유형)

1. 미각이 발달하여 마실 줄 모르는 술도 등급을 가릴 정도로 맛에 예민하다.

2. 급·만성을 막론하고 병이 생기면 제일 먼저 소화기능에 이상이 오고 식욕이 떨어질 만큼 음식의 소화력이 건강을 좌우한다.
평소 위가 약한 편이라 먹는 양이 적어 야윈 편이며, 피부는 부드럽고 매끄럽다. 기분에 따라 식욕과 소화도 좌우 된다.

3. 성욕은 왕성한 편이나 성교 후 피로감과 체력소모가 심하다.

4. 대변이 굳고 하루 이틀 건너면 건강한 상태이며, 묽거나 설사를 하면 건강에 이상이 있는 상태이다.

5. 더운 음식과 단것을 즐기며 닭·꿀·엿·마늘·생선류를 좋아
한다. 조금만 과식해도 잘 체하는 편이며, 신 과일과 찬 음식, 보리
밥, 돼지고기, 냉면, 수박 등을 먹으면 속이 불편해지고 위통과 설
사를 하는 편이고, 한번 설사를 하면 4~5회 거듭한다.

6. 방광의 앉은 자세가 웅장하고 가슴둘레를 싸고 있는 형세가 외
롭고 약하다.

7. 얼굴은 대체로 작은 편이고 이목구비가 또렷하다

8. 신장이 큰 특징의 영향으로 엉덩이가 큰 편에 속하는 사람이
많고, 뼈가 굵게 형성되어 통뼈를 이루는 경향이 있다.

9. 하체가 튼튼하고 상체는 약한 편이다.

10. 피부는 연약하고 부드럽고 매끈한 편에 속하며, 평소에 땀을
잘 흘리지 않는다. 몸이 허약해지면 도한이 나며 몸이 차가워 지고
힘이 쭉 빠진다.

11. 손·발이 차가운 경우가 많고 추위를 많이 타는 편이다.

12. 소화력이 부족하여 음식을 꼭꼭 씹으면서 천천히 먹고, 음식
의 양도 많은 편은 아니다.

13. 비위의 소화 분해력이 약하므로 잘 체하는 경향이 있다.

14. 설사를 하게 되면 아랫배가 얼음장처럼 차갑게 된다.

15. 신장의 과도한 흡인력으로 몹시 피곤할 때는 눈이 심하게 들어가는 경향이 있다.

16. 양기가 부족하여 말을 하다가 가끔 한숨을 쉬거나, 평소에도 호흡중 무심코 한숨을 쉬는 경향이 많다.

17. 설사가 그치지 않으면 배꼽 밑이 얼음처럼 차가워진다.

18. 항시 본능적으로 불안정한 마음이 있다.

19. 수족이 떨리는 증세가 있다.

20. 일반적으로 신장이 크므로 소변을 잘 참고, 다른 사람보다 소변을 보는 횟수가 적은 경향이 있다.

21. 대체로 물을 많이 마시지 않는 편이다.

22. 보통 성품이 조용하고 내성적이며, 잘 참고 자기 마음을 표현해 드러내는 데 약하다.

23. 걸을 때 어떤 사람은 고개를 잘 숙이곤 하는 경향이 있다.

24. 몸이 좋지 않을 때는 말하는 것을 싫어하고 목이 쉽게 잠긴다.

25. 한자리에 오래 앉아 있어도 싫증을 내지 않고, 집(거처)에 있기를 좋아하며, 바깥에 나가 사람들과 활달하게 교제하는 사교성이

뒤떨어질 뿐만 아니라 그런 것을 소홀히 한다.

26. 뜻이 맞는 사람들끼리만 잘 어울려 이야기하는 경향이 있고, 낯선 사람과는 쉽게 어울리지 못한다.

27. 높은 것을 숭상하고 낮은 것을 깔보고 멸시하는 마음이 있다.

28. 좋아했다 싫어했다 하는 감정의 변화가 심하게 일어난다(금방 기뻐하다가 이내 우울해지고 하는 감정의 기복이 심하다).

1. 후각이 발달하여 냄새를 잘 맡는다.

2. 술도 폭음하고 커피도 즐기는 편이며 무엇이든 잘 먹으며 신음식과 얼큰한 음식을 즐긴다.

3. 남자는 정력이 좋은 편이나 때로는 조루증·유정이 있고, 여자는 월경량이 많고 갱년기부터 정기 출혈이 잦아 자궁적출 수술을 받는 경우가 많다.

4. 건강할 땐 땀을 많이 흘리고 대변이 순조롭지만 대체로 신문, 잡지를 들고 화장실에 가는 버릇이 있다.

5. 8시간 이상 수면을 취해도 머리가 무겁고 전신이 나른하며, 주로 몸 윗부분(머리, 목 뒤, 뒤통수, 양어깨 등)이 뻐근하고 당기는 느낌과, 잘 아프고 꿈이 잦고 깜짝깜짝 잘 놀란다.

6. 헛배가 부르고 냄새 없는 큰 방귀를 자주 뀌며, 한번 체하면 숨도 못 쉴 정도로 심한 위독 상태에 빠진다.

7. 눈에 피로를 자주 느끼며, 약간의 찬바람에도 재채기와 콧물을 흘리며, 잔기침과 헛기침을 자주하며 사람이 많은 곳에 가면 두통을 느낀다.

8. 기왕증으로 만성콧병, 폐렴, 기관지염, 백일해, 맹장염, 늑막

염, 폐결핵, 협심증, 만성변비, 만성피부염, 갑상선 질환, 담석증, 노이로제, 고·저혈압, 당뇨병, 좌골신경통, 심장병, 각종 출혈성 질환 등을 앓는 경우가 많다. 일반적으로 태음인은 간이 크고 폐가 작은 특징을 타고났다.

9. 태음인의 체형과 기상은 허리 둘레의 서 있는 자세가 웅장하고 목덜미의 일어난 형세가 외롭고 약하다.

10. 어깨와 얼굴에 위엄이 있어 보이고 턱이 발달된 사람이 많다.

11. 피부가 거칠거칠하고 모공이 열려 땀을 잘 흘린다.

12. 소장과 간의 흡취지력으로 영양소를 과다하게 흡수하여 아랫 배가 나오고 살집이 많다.

13. 전체적으로 과묵하고 무게가 있어 보이고 의젓하다는 말을 듣는다.

14. 폐가 약하여 운동신경이 둔하고 동작이 민첩하거나 빠르지 못해 행동이 느린 편이다. 일을 몇 번 생각한 후에 처리하는 편이 다.

15. 청력이 약하고 사무에 과단성이 부족해 과감하게 결단을 내리는 것이 약하다. 따라서 우유부단하게 흐르기 쉽고, 마음을 좀처럼 결정하지 못해 시기를 놓치는 때가 많다.

16. 성격이 고요하고 얼굴 피부가 두꺼우므로 표정 변화가 잘 드

러나지 않으며, 속에 있는 것도 잘 내색하지 않는다. 따라서 성질이 무뚝뚝하고 마음을 잘 드러내지 않기 때문에 비사교적으로 보이기 쉽다.

17. 받는 것은 잘 받으나 막상 주는 것에는 인색한 욕심이 있다.

18. 고집이 강해 융통성이 없을 때가 많아 황소고집이라는 말을 들을 때가 많다. 흔히 곰 같은 성품이라는 말을 듣는다.

19. 지위를 탐내는 마음이 있고, 무리를 이끌고 나가는 통솔력도 있다.

20. 계산적인 능력이 뛰어나 자기에게 득이 되는가 실이 되는가 를 지나치게 따져 살피는 경향이 있다. 따라서 음흉한 성격이 되기 쉽다.

21. 거처(집)에 능하고, 즐거움[樂]을 소중히 여기는 경향이 있고, 음식에 대한 욕심도 많아 지나치게 많이 먹는 경우가 많다. 즉, 식탐이 있다.

22. 태음인은 감기 중에도 소음인처럼 찬물에 대한 기피 현상이 심하지 않다.

23. 간에 열이 많아 식사할 때 땀을 많이 흘린다.

24. 간에서 열이 지나치게 일어나면 게으르게 되고, 마음이 안일 에 빠져 능력 있는 사람을 시기하고 자신의 편함만을 추구한다.

25. 게으르게 되면 의로움을 상실하게 되어 수치를 모르고 염치
가 없게 된다.

26. 간이 발달해 주량이 세다.

27. 즐거움을 지나치게 추구하고 재물에 대한 욕심이 많은 경향
이 있다.

28. 일을 벌이면 끝까지 꾸준하게 하여 이루는 인내력과 지구력
이 있다.

29. 심장에 문제가 생기는 경우가 많은데, 흡입하는 힘이 강하고
내뿜는 힘이 약하여 인체의 탁기를 충분히 배출시키지 못하므로 피
가 탁하다.

30. 간이 큰 특징으로 혈해(血海)가 발달하여 피가 풍부하다. 그
러나 병적인 상태일 때는 열이 발생해 진액과 피가 메말라 버린다.

31. 일반적으로 소화기 계통도 강하고 간이 크기 때문에 음식을
가리지 않고 잘 먹으며 과식하는 편이다.

32. 가슴이 뛰고 울렁거리는 증세가 있다. 또한 태음인은 눈초리
가 위로 끌어 당겨지는 증세가 있다. 태음인에게는 눈망울이 쏘는
듯한 증세가 있지만 소음인에게는 없다.

33. 태음인은 학질에 걸려 오한이 나는데도 냉수를 미실 수 있지
만, 소음인은 이런 경우에는 냉수를 마시지 못한다.

34. 태음인은 살이 거칠거칠하고 소음인은 살이 부드럽다.

35. 태음인은 언제나 겁을 내는 마음이 있다. 겁을 내는 마음이 두려워하는 마음에 이른다면 큰 병이 생겨서 가슴이 두근두근 거리는 정충증(怔忡證)이 있다.

1. 시각이 발달하여 관찰력이 뛰어나 한번 가본 길도 쉽게 찾는다.

2. 남녀 불문하고 40대부터 성생활에 무심해지는 경향이 많으며, 허리가 자주 아프고 정력이 부족하며 앞가슴이 답답한 것이 특징이다.

3. 건강 상태가 좋을 때는 대변이 순하고 잘 통한다.

4. 피로할 때는 등과 허리가 자주 아프고 다리가 무겁게 느껴지고 조금 피로해도 소변 색이 노랗고 양도 적게 나온다

5. 변비가 있을 때는 답답하고 번열감을 느낀다.

6. 갈증이 심하여 수시로 찬물을 마시며, 성질이 찬음식(상추, 배추, 오이, 미나리, 전복, 굴, 참외, 녹두, 돼지고기)을 좋아한다.

7. 봄·여름에는 식사량도 줄고 쉬 피로를 느끼며, 가을·겨울엔 식사량도 늘고 건강도 좋아진다.

8. 대체로 초저녁 잠이 많고 피부는 뻣뻣하고 거칠며 깔깔한 편이다.

9. 여자인 경우 대체로 월경량이 적고 40세 전에 폐경이 많다.

10. 가슴둘레를 싸고 있는 형세가 웅장하고 방광의 앉은 자세가 외롭고 약하다.

11. 상체가 건장하고 하체가 허약하며, 가슴이 충실하고 발이 가볍다.

12. 운동신경이 발달하여 동작이 민첩하고 빠르다.

13. 근육(힘줄 계통)이 발달해 있고 또 어깨가 넓은 사람이 많다.

14. 눈이 발달해 눈에 힘이 있다.

15. 비위에 열이 많으므로 몸이 뜨겁고 찬물을 무척 즐기는 경향이 있다.

16. 비위가 강하여 음식 소화를 잘 시킨다. 따라서 밥도 많이 씹지 않고 급하게 먹는 경향이 있다.

17. 사무에 능하므로 일처리가 빠르다. 그 대신 치밀하고 꼼꼼함이 부족하여 뭔가 빠뜨리고 엉성하게 되는 수가 많다.

18. 한 가지 일에 끈기 있게 매달려 성사시키는 힘이 부족한데, 여러 가지 일을 한꺼번에 잘 벌이지만 끝까지 마무리짓는 경우가 적다.

19. 지(志)를 담당하는 신장이 작아서 완결점으로 통일시키는 힘이 부족하다. 잠시 이것을 하다가 다시 딴 것을 하는 등 일이 대체로 용두사미가 되기 쉽다.

20. 신장의 수기(水氣)가 결핍하면 사리를 분별하는 능력이 부족하게 되어 경박해지기 쉽다.

21. 마음이 급하고, 뜻대로 일이 되지 않으면 화를 잘 낸다.

22. 비장의 화(火)가 발달하므로 눈치가 빠르고, 비밀을 묻어 두지 못하고 잘 떠벌이기 쉽다.

23. 마음이 잘 들뜸으로 충동적이고 쉽게 흥분하여 자기 감정을 노출시키므로 자제력이 부족한 경우가 많다.

24. 성격이 외향적이라 바깥(교우)을 소중히 하고 안(거처)을 소홀히 하기 쉬워 가정에 신경을 잘 쓰지 않는 경향이 있다.

25. 외면만 좋아하고 내면을 소홀히 하기 쉽다. 따라서 겉만 번지르르하고 매사에 실속이 없다는 말을 듣기 쉽다. 또 화려하고 사치하는 허영심이 많고 언행에 과대포장하는 경우가 많다.

26. 대단히 외향적이어서 낯선 사람과도 서슴없이 이야기하고 잘 사귀는 경향이 있다.

27. 교우관계의 범위가 넓어 사람을 잘 가리지 않고 쉽게 사귀지만, 대신 깊고 충실하게 사귀지 못하고 겉으로 대충 사귀는 경향도

있다.

28. 한 군데 가만히 진득하게 있지를 못하고 돌아다니기를 좋아
한다. 그러므로 쉬는 날도 집안에 가만히 있지 못하고 바깥으로 나
가 돌아다니거나 일을 만들어 하는 경향이 있다. 즉, 소양인은 바깥
에서 사업(일)을 홍하게 하려는 본능적 심리가 있다.

29. 어떤 상황에서 분위기 파악을 못하여 잘못 나서는 경향이 있
고, 깊이 생각함이 없이 경솔하게 말을 뱉어 버리는 경우가 많다.
즉, 마음보다 말이 먼저 튀어나오는 경향이 있다.

30. 다른 체질보다 더 공격적이고 경거망동하기 쉽고, 자극에 먼
저 홍분하는 성향을 가지고 있다.

31. 남이 하는 일은 느리고 답답하게 느껴져 자기가 빨리 일을 해
버리는 경우가 많다.

32. 소양인이 대변을 순조롭게 누지 못하면 가슴이 마치 뜨거운
불덩이처럼 된다.

1. 청각이 발달하여 한번 들은 노래도 잘 기억하나, 병이 나면 양약·한약 모두 효과를 잘 보지 못한다.

2. 건강 상태가 좋을 때는 소변 양이 많고 힘차게 나오고 대변은 묽은 편이나, 병적인 상태가 되면 변을 보지 못하고 며칠씩 건너뛴다.

3. 피로, 수면 부족일 경우 온 몸의 피부가 가렵고 따가운 감을 느낀다.

4. 건강이 좋지 않을 때는 등 전체에 통증을 느끼고 소변 양이 줄고 머리가 무겁고 다리에 힘이 빠진다.

5. 8시간 이상 수면을 취해야 정상적인 활동을 할 수 있고, 조금만 피로해도 못 이기는 편이고 눈이 침침해지며 잠이 온다.

6. 식성은 고기와 기름지고 자극성 있는 음식을 싫어하며 담백하고 신선한 채소를 좋아한다.

7. 육식 후에는 몸이 불같이 뜨거워지는 열감을 느낄 때가 많고, 소화가 안 돼 오래 고생하다가 토하고 나면 곧 편해진다.

8. 화학조미료를 먹으면 잠이 오지 않거나 가렵고 두드러기가 돋는다.

9. 기왕증으로 소화불량이나 눈병이 흔하고, 더운 여름에 손발이 시린 경우가 있고, 하지가 저리고 아파서 보행이 힘든 경우도 있다.

10. 목덜미의 일어난 기세가 웅장하고 허리 둘레의 서 있는 자세가 외롭고 약하다.

11. 성질이 소통을 잘하며 과단성이 있다.

12. 여자의 경우 건장하고 충실하기는 하나 간이 작고 옆구리가 좁아서 자궁이 넓지 못하므로 임신하여 출산하는 일이 드물다.

13. 코의 흡입력이 부족해 피가 부족해지기 쉽고 대단히 급박한 마음이 있다.

14. 사무에 결단성이 있고 용맹하고 전진하기만 좋아하는 급한 성질이 있다.

15. 말을 직선적으로 내뱉는 경우가 많고, 어떤 일을 하는 데 계책(방략)이 가장 발달해 있다.

16. 혼자 어떤 일을 하기를 좋아해 독창적이고 창의적인 면이 사상체질 중 가장 강하다.

17. 교제에는 능하지만 무리를 이루는 데는 소홀히 하기 쉽다.

18. 성품이 직선적이고 곧아 부드러운 면이 부족해지기 쉽다.

19 자기를 꾸짖고 바로잡는 힘이 강하고, 장점이 발휘될 때는 공적인 일에 능하며 대단히 청렴하게 된다.

20. 집단 속에서 고독하게 보이는 성격적 특징이 있고, 지나치게 슬퍼하는 본성이 있다.

21. 인내심이 부족하고 너무 높은 것만 추구하는 경향이 있으며, 과대망상과 자아도취적인 성향이 있다.

22. 교우관계의 마음의 범위는 소양인처럼 넓지 못하지만 사람들과의 소통에 가장 능하다.

23. 기름진 음식을 싫어하고 담백한 채소 종류를 좋아하는 경향이 있으며 또 눈에 광채가 난다

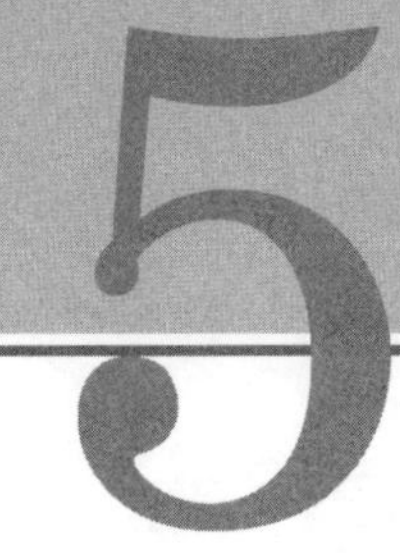

제 5 장

부문별 체질의 특성

1 용모·신체·기질적 특징

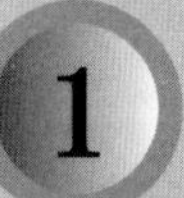

태양인

용모 특징 :

머리가 크며 둥글고 뚜렷하다.

특히 목덜미와 뒷머리가 발달되었으며, 턱이 쭉 빠졌고 눈이 작다.

신체적 특징 :

체구는 단정한 편이나 상체에 비해 하체와 허리가 약해 보인다.

대체로 몸은 단정하고 깔끔한 인상으로 눈에 광채가 있다.

체질적 특징 :

폐의 기능이 좋고 간의 기능이 약하다.

오래 앉아 있거나 오래 걷지 못한다.

소변이 많다.

청각이 특히 발달하였다(천시).

여자는 생산을 못하는 경우가 많다.

기질적 특성 :

명철한 두뇌와 과단성, 진취성, 영웅심, 자존심 등이 강하다.

의욕과잉으로 주위와 남을 곧잘 비난하고 화를 잘 내며 천재형, 발명가, 혁명가, 음악가 기질이 있다.

태음인

용모 특징 :

얼굴이 둥글거나 혹은 타원형에 이목구비가 크고 입술은 대체로 두툼한 편이다.

신체적 특징 :

체구가 큰 편으로 근육과 골격이 발달하고, 대체로 비대한 사람이 많다.

수족이 크며 허리와 하체가 실하다.

체질적 특징 :

간 기능이 좋고 폐, 심, 대장, 피부의 기능이 약하다.

땀이 많이 나는 체질로서 땀이 많이 나면 건강한 증후이다.

후각이 특히 발달하여 냄새를 잘 맡는다(인류).

기질적 특성 :

마음이 너그럽고 활동적이다.

집념과 끈기가 있고 점잖으며 묵묵히 실천한다.

마음이 내성적이라 속마음을 잘 드러내지 않는다.

교만과 욕심이 있다.

여자는 애교가 적다.

게으른 편이며 주로 낙천가, 사업가, 정치가 기질이 있다.

소양인

용모 특징 :

머리가 둥글고 앞뒤로 나왔으며 표정이 밝다.

턱은 뾰족하고 입은 적으며 입술은 얇고 눈매가 날카롭다.

신체적 특징 :

상체에 비해 하체가 약하며, 특히 다리가 가늘다.

살이 찐 사람은 드물다.

가슴 주위가 발달돼 있고 경쾌해 보이나 가벼워 보이는 인상이다.

보행시 손을 좌우로 흔들면서 걷는다.

체질적 특징 :

비위의 기능은 좋으나 신장 기능은 약하다.

몸에 열이 많고 소화력이 좋다.

땀이 별로 없고 시력이 발달하여 눈에 빛이 난다.

남자는 정력 부족, 여자는 생식 기능이 약하다

기질적 특성 :

사교성이 좋아 명랑하며 재치가 있고 판단이 빠르다.

봉사와 희생정신이 있으며 강직하고 의분을 참지 못한다.

성질이 급하고 실수가 많다.

사회성은 원만하나 가정에 소홀하다.

세일즈맨, 상인, 군인, 봉사자, 중개인, 서비스 계통의 직업이 잘 맞는 기질이다.

소음인

용모 특징 :

용모가 오밀조밀 잘 어우러져 있다.

이목구비가 그다지 크지 않으며 입술은 얇고 눈에 정기가 없다.

신체적 특징 :

상체에 비해 하체가 발달했다.

신체는 작지만 몸매에 균형이 잡힌 사람이 많다.

얌전한 인상으로 미남미녀가 많다.

체질적 특징 :

신장의 기능은 좋으나 비위의 기능은 약하다.

허약 체질, 냉성 체질. 땀이 작아서 땀이 많으면 좋지 않다.

미각이 발달했고, 피부가 부드럽다.

무의식중에 한숨을 잘 쉰다.

기질적 특성 :

매사에 치밀하고 착실하며 판단력이 빠르다.

예의 바르고 내성적이다.

질투가 심하고 계획적이고 화가 나면 쉽게 풀리지 않는다.

늘 불안하고 작은 일에도 속상해 한다.

여자는 꼼꼼하게 살림을 잘한다. 꽁생원, 교육자, 종교가, 학자, 사무원 기질이 있다.

② 기질별 첫인상

태양인

날카롭고 신경질적인 인상이다.

무서운 인상을 풍길 때도 있다.

얼굴에 웃음기가 적다. 머리가 크고 이마가 넓은 반면 하체가 약한 편이어서 전체적인 몸매가 가분수 형태를 이루는 경우가 많다.

얼굴색은 창백한 편이다.

태음인

엄연한 용모에 듬직한 인상을 풍기며 신뢰감도 있어 보인다.

반면에 지나친 과묵이나 위엄으로 무뚝뚝하고 고집스럽게 보이기도 한다.

교만한 인상을 풍길 때도 있다.

얼굴에 살이 많아 통통하고 얼굴형이 둥그스름한 편이므로 성격이 까다롭게 보이지 않고 후덕하고 인덕이 있어 보인다.

중후한 맛은 있으나 예쁘고 세련된 맛은 없다.

여성의 경우 부잣집 맏며느리 타입은 많으나 세련된 미인 타입은 적다.

소양인

깐깐하고 가벼우며 성질이 급해 보이는 인상이다.

신경질적인 인상으로 보이기도 한다.

반면에 명랑하고 재미있는 인상도 풍긴다.

상대방의 애기를 귀담아 듣지 않아 무례한 사람으로도 보인다.

특히 이성에게 좋은 첫인상을 주지 못할 때가 많다.

여성은 깐깐하고 반항적인 인상을 풍기기도 하지만, 발랄하고 명랑하며 열정적인 인상도 풍긴다.

소음인

깔끔한 용모에 세련된 듯한 인상이다.

얼굴이 잘생기고 몸의 균형이 잘 잡힌 사람이 많아 미남미녀가 많다.

걸음걸이도 사뿐하다.

각선미가 훌륭한 여성이 많다.

눈에는 정기가 없고 졸린 듯한 인상도 준다.

무표정한 얼굴을 하고 있는 사람도 있어 쌀쌀한 인상도 풍긴다.

눈웃음을 잘 치기 때문에 간사하게 보이기도 하나 여성에게는 이 것이 매력이 되기도 한다.

한숨을 잘 내쉬기 때문에 고민하는 사람처럼 보일 때도 있다.

대체로 이성으로부터 호감을 받는 인상이다.

# 체질별 언어의 특징

태양인

대체로 말을 잘하는 편이며, 특히 대중 앞에서의 연설이 뛰어나다.

뛰어난 화술로 수많은 대중을 자신이 의도하는 방향으로 몰고 갈 수도 있다.

기발한 발언도 잘하며, 위험 속에서도 주위를 의식하지 않고 노골적인 발언을 서슴없이 한다.

자신의 주장만이 옳다는 논리를 곧잘 펴고, 상대방의 주장이나 반박을 묵살하려는 경향이 있다.

자신의 주장을 반박하는 상대방에게 폭언과 욕설을 퍼붓고 분노를 터뜨리기도 한다.

행동이 거칠고 폭언을 서슴지 않아 정치가일 경우에는 정치적 생명마저 빼앗길 우려가 있다.

태음인

지나치게 묵묵한 편이나 한번 말을 시작하면 많이 하는 편이다.

말이 어수선하고 조리가 없으며, 실패담보다는 성공담을 많이 애기하기 때문에 자기 자랑으로 오해받을 때도 있다.

자기 주장을 끝까지 피력하고 설교조로 애기한다.

남을 훈계하기를 좋아하면서도 자기 자신은 훈계받는 것을 싫어한다.

말끝에 자신의 뜻을 강조하는 듯한 말을 붙이는 경향이 있다.

친구나 교제상 필요한 사람과는 애기를 많이 하면서도 집 안에서는 별로 말이 없다.

대중 앞에서의 연설에는 강한 면이 있지만 토론에는 약하다.

화술이 비논리적이다.

태음인 부부의 가정은 자칫 대화 없는 가정이 될 가능성이 있다.

소양인

대체로 말이 많은 편이다.

말이 비논리적인 편이나 재치와 유머가 풍부하며 말에 설득력이 있다.

말에 실수가 많고 공연한 말참견으로 화를 자초하기도 한다.

무의식중에 타인의 자존심을 건드리는 말도 곧잘 한다.

결론부터 애기하는 버릇이 있으며, 논쟁이나 비판을 좋아하고 푸념도 곧잘 늘어놓으며, 말하면서 쉽게 흥분도 잘한다.

머리의 회전이 빨라 말도 빨리 하는 편이지만, 때로는 머리의 회

전에 말이 미치지 못해 말을 더듬기도 한다.

상대방의 얘기를 경청하지 않으며, 상대방의 말을 묵살하거나 말을 가로채는 경향도 있다.

대화 중에도 시선을 한 곳에 두지 못하고 사방을 두리번거리며 산만하여 자세도 불안정하다.

소음인

말에 순서와 조리가 있고 논리가 정연하다.

말은 다소 느린 편이나 조용하며 침착한 어조이다.

상대방을 차분히 설득하는 식으로 얘기를 하며 말의 표현이 정중하다.

연설이나 웅변에는 약하나 토론이나 1대1의 대화에는 강하다.

때로는 지나친 제스처를 쓰고 상대방의 약점이나 말의 실수를 물고 늘어져 야비하다는 소리도 듣는다.

토론하다 궁지에 몰리면 억지 논리를 펴거나 애써 변명하려고 든다.

자신의 발언에 대한 취소나 사과는 잘 하지 않는다.

말의 짜임새는 있으나 얘기는 별로 재미 없다.

지나친 달변으로 인하여 사기꾼으로 오해받기도 한다.

상대방의 얘기를 경청하는 편이며, 언제나 서두르지 않고 말에 여유가 있다.

 체질별 웃음의 특징

태양인

웃음에는 아주 인색한 편이다.

가정에서나 직장에서나 또는 친구나 직장동료 등과 어울릴 때에도 여간해서는 잘 웃지 않는다.

투지와 의욕이 넘치는 강직한 모습은 많아도 활짝 웃는 모습은 드물다.

텔레비전의 코미디 프로그램이나 웃기는 내용의 쇼 같은 것을 보고도 잘 웃지 않을 뿐더러, 아예 이런 프로그램을 기피하는 경향마저 있다.

태음인

보통 무뚝뚝한 얼굴을 하고 있는 경우가 많다.

때로는 불만이 있거나 화가 난 사람처럼 보이기도 한다.

그러나 친구나 직장동료 등과 어울릴 때나 사업상의 교제시 또는 기쁜 일이 있을 때에는 호탕하게 웃거나 온화한 미소를 잘 짓는다.

그러면서도 남성의 경우 가정에서는 웃음이 인색한데, 이것은 가정에서 함부로 웃는 것이 가장으로서의 권위가 떨어지는 것으로 잘못 생각하고 있기 때문이다.

태음인 여성 또한 웃음과 유머, 남편에 대한 애교가 부족하다.

텔레비전의 코미디 프로그램 같은 것을 보면서도 별로 따라 웃지 않으며, 웃어도 혼자 빙긋이 웃으면 그만이다.

소양인

잘 웃고 유머가 풍부한 편이다.

친한 사람들과 어울릴 때뿐만 아니라 평시에도 잘 웃는다.

표정이 밝고 명랑하다.

웃을 때에는 주위를 별로 의식하지 않고 큰 소리로 웃을 때가 많다.

영화나 텔레비전 프로그램의 경우 웃기는 내용을 즐겨 보는 편이며, 만화를 좋아하는 사람이 많다.

이런 것을 보면서도 아주 재미있어 하며 유쾌하게 웃는다.

소음인은 잘 웃지 않는 편이다.

유머도 부족하다.

친구나 직장동료 등과 어울릴 때에도 잘 웃지 않는다.

웃어도 낮은 소리로 조용히 웃거나 잔잔한 미소를 짓는 것이 보통이다.

특히 눈웃음을 잘 짓는다.

때로는 간살스럽거나 약간 비굴해 보이는 듯한 웃음을 짓기도 한다.

텔레비전의 코미디 프로그램 같은 것을 별로 좋아하는 편이 아니지만, 보더라도 크게 웃는 경우는 드물다.

그저 무표정하게 바라보거나 약간 경멸하는 투로 피식 웃어넘기는 일이 많다.

웃음이 없기 때문에 쌀쌀하고 냉정하게 보인다.

# 체질별 식사의 특징

태양인

대체로 생냉한 음식을 좋아하며, 특히 담백한 음식을 좋아한다.
식성이 아주 까다롭거나 아니면 아주 무심한 편이다.
맵거나 열이 많고 지방질이 많은 음식은 좋아하지 않는다.

태음인

비교적 음식을 천천히 먹는 편이다.
식성이 좋아 대식가가 많으며 폭음, 폭식하는 경향이 있다.
무엇보다도 음식의 맛과 양을 중요시한다.
음식을 맛있게, 때로는 탐욕스럽게 먹는다.
음식투정이 별로 없고, 음식 먹을 때 땀을 많이 흘린다.
향토적인 음식을 좋아한다.

여성은 음식을 대체로 크게 만들고 모양새는 투박하다.

아무 장소에서나 음식을 잘 먹는 편이다.

소양인

음식을 빨리 먹는 편이며, 음식을 먹으면서도 사방을 두리번거린다.

음식을 빨리 먹어도 소화가 잘 되는 체질이다.

식사중의 대화를 무척 좋아한다.

입맛은 까다롭지 않으나 모양새가 좋은 음식을 바라보며 눈요기를 즐긴다.

미식가나 식도락가는 못 되는 편이다.

색다른 음식을 잘 만드나 때로는 아주 맛없는 음식을 만들기도 한다.

더운 음식보다는 찬 음식을 좋아하여, 한겨울에도 찬음식을 즐겨 찾는다.

소음인

대체로 음식을 늦게 먹는 편이다.

음식을 먹을 때 꼭꼭 씹어먹는 버릇이 있고 음식맛을 음미하면서 먹는다.

미각이 발달하여 미식가가 많다.

음식은 한꺼번에 많이 먹지 않는 편이며, 양보다는 맛을 중요시한다.

소화력이 약하다.

음식욕심이 많고 깔끔한 음식을 원한다.

음식 모양새도 따지고 음식투정이 많다.

음식 솜씨가 좋다.

음식 먹는 분위기를 중요시하며 깔끔하고 무드 있는 장소에서 식사하길 좋아한다.

식사중 대화도 비교적 즐기는 편이며 더운 음식을 좋아한다.

여성은 음식을 작고 예쁘게 그리고 맛있게, 정성 들여서 만든다.

6 체질별 걸리기 쉬운 질병과 적합한 식품

태양인

발병률이 높은 질병

간장 질환, 소화불량, 식도경련, 식도협착, 안질, 다리무력증, 불임증, 두통, 상기 등.

적합한 식품

조개류, 전복, 홍합, 대합, 굴, 맛살, 새우, 게, 포도, 쌀, 메조, 특히 메밀이 좋고, 해초류와 채소류는 모두 좋다.

더운 것보다는 생냉하고 담백한 음식이 좋으며, 맵거나 열이 많고 지방질이 많은 음식은 좋지 않다.

적합한 약재

오가피, 모과, 포도근, 송화, 앵두, 구맥, 노근.

식성

대체로 생냉한 음식을 좋아하며, 특히 담백한 음식을 좋아한다.

부적합한 식품

쇠고기, 닭, 개고기, 우유, 버터, 조기, 들기름, 참기름, 수수, 고
추, 후추, 설탕, 마늘, 무, 도라지, 호두, 잣, 밤, 은행, 콩 등.

태음인

발병률이 높은 질병

급성폐렴, 기관지염, 천식, 심장병, 고혈압, 중풍, 종기, 알레르기.
습진, 대장염, 변비, 맹장염, 황달, 노이로제, 감기, 가스 중독.

적합한 식품

찹쌀 · 콩 · 두부 · 수수 · 무 · 도라지 · 연근 · 은행 · 호두 · 잣 ·
밤 · 들기름 · 흑설탕, 육류로는 쇠고기가 가장 좋고, 잉어 · 청어 ·
정어리 · 미역 · 김 등이 좋다.

적합한 약재

녹용, 웅담, 산약, 맥문동, 천문동, 대황, 마황, 오미자, 의이인,
행인, 길경, 석창포.

식성

식성이 좋아 대식가가 많으며 폭음 폭식하는 경향이 있다.
특히 육식을 좋아한다.

부적합한 식품

닭고기, 달걀, 개고기, 염소고기, 돼지고기, 조개류, 메밀, 다래,
머루, 포도, 배추, 사과, 앵두.

소양인

발병률이 높은 질병

신장염, 방광염, 요도염, 조루증(정력감퇴), 불임증(자연유산, 조
산, 사태), 상습요통(좌골통, 디스크, 하지통).

적합한 식품

쌀, 팥, 녹두, 보리, 좁쌀, 메밀, 특히 돼지고기가 좋음, 오리고기,
달걀, 굴, 해삼, 새우, 게, 복어, 청어, 오징어, 포도, 딸기, 수박, 참

외, 오이, 토마토, 감, 호박 등이 좋다.

적합한 약재

석고, 지모, 숙지황, 목통, 황연, 구기자, 토사자, 복분자, 육종용.

식성

더운 음식보다는 언제나 찬 음식을 좋아하며 음식을 빨리 먹는 경향이 있다.

부적합한 식품

쇠고기, 닭고기, 개고기, 노루고기, 양고기, 조기, 동태, 꿀, 참기름, 파, 마늘, 계지, 귤, 사과, 복숭아, 찹쌀, 차조, 시금치 등.

소음인

발병률이 높은 질병

소화불량 · 위산과다 · 위하수 · 상습복통 등의 급만성 위장병, 우울증 · 신경성 질환, 수족냉증, 차멀미, 주하증, 설사, 외한증 등.

적합한 식품

쌀, 찹쌀, 차조, 누른밥, 파, 생강, 마늘, 무, 참기름, 참깨, 후추,

계지, 김, 복숭아, 대추, 시금치, 닭, 개, 염소, 노루, 꿩, 토끼고기
등과 조기 북어, 멸치, 고등어, 미꾸리, 뱀장어, 꿀, 엿 등.

적합한 약재

인삼, 파두, 부자, 애엽, 후박, 계피, 사인, 창출, 당귀, 천궁, 백
작, 산사, 하수오.

식성

더운 음식을 좋아하며 맛있는 것만 가려먹고 음식을 천천히 먹는
편이다.

부적합한 식품

사과, 오이, 배추, 배, 수박, 참외, 고구마, 밤, 호두, 메밀, 녹두,
보리, 팥, 우유, 돼지고기, 쇠고기, 맥주, 얼음, 감 등.

 # 체질에 대한 조언

태양인

간 기능이 약하기 때문에 술을 끊는 것이 좋다.

자극성 있는 음식과 육식을 피하고 주로 채식을 섭취한다.

특히 과다한 육식 섭취는 태양인의 허약한 간 기능에 부담을 준다.

체질적으로 상체보다 하체가 약한 체질이므로 몸의 균형과 건강을 위해서는 하체운동이 더 필요하다.

특히 다리의 힘을 많이 기르는 운동을 한다.

또한 가급적 금연하는 것이 좋다.

흡연은 태양인의 약한 간 기능에 좋지 않다.

간장 질환, 소화불량(신트림), 식도경련, 식도협착, 불임증, 안질, 다리무력증의 질병을 특히 조심한다.

폐 기능이 약하기 때문에 담배를 끊는다.

술을 적게 마신다.

태음인은 체질적으로 간 기능이 나쁜 편은 아니지만, 타고난 호연지기로 과음하는 경향이 있어 간을 해칠 우려가 많다.

성격상 폭음·폭식과 불규칙적인 생활을 하기 쉬워 위를 해치기 쉬우며, 살이 잘 찌는 체질이라서 과식은 더욱 좋지 않다.

태음인은 땀을 많이 흘려야만 건강에 좋으며, 맑은 공기를 많이 마심으로써 허약하게 타고난 폐의 기능을 보완해준다.

또한 하체는 실하나 상체가 약하므로 상체운동을 많이 한다.

급성폐렴, 기관지염, 천식, 심장 질환, 고혈압, 중풍, 습진, 종기, 마진, 알레르기, 황달, 대장염, 변비, 노이로제, 감기, 가스중독 등을 조심한다.

소양인

체질적으로 신장 기능이 약하기 때문에 부부관계를 절제한다.

체질적으로 위에 열이 많기 때문에 냉수를 자주 마셔 위열을 제거해 주면 몸의 균형과 좋은 컨디션이 유지된다.

꿀과 인삼은 가급적 먹지 않는다.

꿀과 인삼은 비위에 열이 많은 소양인에게 적합하지 않다.

하체운동을 많이 한다.

태양인과 마찬가지로 하체가 약한 체질이기 때문이다.

신장염, 방광염, 요도염, 조루증(정력감퇴), 불임증, 상습요통, 협심증, 주하증(注夏症) 등을 특히 조심한다.

소음인

　과식을 피한다. 체질적으로 위의 기능이 약해 소화불량, 위장병 등이 잘 온다.

　소음인은 땀을 많이 흘리면 건강에 좋지 않은 체질이다.

　찬 음식을 많이 먹지 않는다.

　허약한 비위기능과 냉한 소화기관을 지닌 소음인에게 찬 음식은 좋지 않기 때문이다.

　태음인과 마찬가지로 신경 질환을 경계한다.

　소음인은 신경이 예민하고 질투심, 오해심 등이 많으면서도 이를 제대로 발산시키지 못하는 편이기 때문에 신경 질환에 잘 걸릴 우려가 있다. 가벼운 상체운동이나 산책을 한다.

　소화불량성 위염, 위하수, 위산과다, 상습복통, 우울증, 신경성 질환, 수족냉증, 외한증(畏寒症) 등을 특히 조심한다.

체질별 장부 생리학적인 특징(도표)

구 분	태양인	소양인	태음인	소음인
체형	폐대간소(肺大肝小)	비대신소(脾大腎小)	간대폐소(肝大肺小)	신대비소(腎大脾小)
장기	간장이 약한 형	신장형	호흡기, 심장 및 뇌신경이 약한 형	위장형
상징 (동물에 비유)	(용) 과단성, 패기	(말) 날쌔며 설레인다	(소) 바르고 떳떳함	(나귀) 치밀하고 잔재주 있음
성격 및 기품	깔끔, 단아, 만만치 않다.	똑똑하고 야무지다	의젓하며 진중하다	얌전, 꼼꼼하고 침착하다
외모와 체형	단아하고, 용모와 체구가 단정하며, 얼굴이 갸름하면서 원형이고 하관은 빠르다	상체, 특히 앞가슴의 발육이 좋고 하지와 뼈가 가늘다. 보행시 자세가 곧고 바르나 등이 뒤로 젖혀져 안정감이 없다.	피부는 두툼한 편이나 질은 약하고의 발육 또한 좋으며 용모는 둥글거나 또는 타원형이다.	얌전하여 체세가 앞으로 굽고, 살거리는 적은 편이나 골격은 굵은 편이다. 단 피부가 연하고 매끄럽다.
감각특징	청각	시각	후각	미각
행동	적극적	외향적	내향적	소극적
태 도	의욕 과잉으로 주위와 호동이 안되고 재질이 뛰어남.	급한 성미에 비판적이며 자기 과장이 강하고 항시 거동이 불안정하고 성 내기 쉬움	행동이 듬직하고 체력도 좋고 꾸준하며 활동적이나 때로 느린 특징도 있다.	동작이 느리고 집에 들어앉기를 원하며 매사에 소극적이며 활동력이 부진하다.
성격의 장단점	명쾌	민첩	너그러움	온순
품 성	괴팍, 독선적	경솔	내음하여 속셈을 드러내지 않는다	우유부단
심리형태 학적분류	양성팽창형(陽性膨脹型)	양성수축형	음성팽창형	음성수축형
인물형	독주형(獨走型)	돌진형	실리형	사색형
발병률이 높은 질환	상기, 눈이 침침함, 다리가 약함, 소화불량(신트림), 약물중독증, 식물중독증, 두드러기 등.	만성 신기능부전, 이뇨증, 주하증, 번열증. 성기능장애, 더위를 탐.	고혈압, 저혈압, 중풍, 대장 및 맹장염, 변비, 만성 기관지염, 심장병, 폐결핵, 늑막염, 피부병, 사마귀, 갑상선, 치질, 장질부사, 노이로제.	위하수증, 위산과다, 상습복통, 급만성 위염, 추위를 많이 탐.
성정(性情)	크게 분노를 잘함	슬픔을 크게 느낌	쉽게 즐거움을 느낌	쉽게 기쁨을 느낌
대표적인 약물	오가피, 모과, 송화	숙지황, 시호, 방풍, 산수유, 백복령, 석고	녹용, 갈근. 마황, 대황, 맥문동, 오미자	인삼, 부자, 당귀, 소엽, 향부자

구 분	태양인	소양인	태음인	소음인
적합한 음식	다래, 메밀, 조개, 포도, 야두, 채소	돼지고기, 해삼, 굴, 녹두, 참외	쇠고기, 무, 콩, 도라지, 찹쌀	양고기, 닭고기, 당근, 생강, 마늘, 양배추
직업적 기질	영웅적 천재형, 발명가, 기인, 혁명가, 전략가	사무원, 상업인, 신경질적인 군인형	호걸풍, 낙천가, 살업가, 정치인, 겁쟁이	종교가, 교육가, 지사형, 꽁생원
특이증	불임증후군	번열증	헛기침	앞 가슴이 갑갑한 헛기침
성 미	적극적	외향적	내향적	내향적
생활특기	사람을 잘 사귐	사무처리	자기 생활과 거처	조직 생활
재 간	소통	사납움	성취	조용하고 얌전함.
성 격	착상이 뛰어나 독창적이나 번의가 잦으며 비타협적이다. 과대망상인 수도 있다.	사무처리에 능숙하고 비판적이며 타산적이고 명민(明敏)하고 경솔한 편이나 체념도 빠르다.	웅장한 계획과 치밀한 이해득실을 앞세우고 욕심이 많고 내음(內陰)하다.	내성적이고 섬세. 치밀며 조직적이고 총명한 편이나 무기력하여 활동력이 부진하다. 또 우유부단하다.
음수(陰水)	맥주를 즐긴다.	찬물을 찾는다.	물을 대체로 많이 마신다.	건강하면 물을 먹으나 약한 때는 물을 찾지 않는다.
대 변	8~9일 대변 불통이 보통이다.	소변과 대변이 순하면 건강. 변비 때는 유병(有病)	대변이 굳고 변비면 큰 병의 징조이다.	대변이 굳으면 건강하다.
동 작	항상 머리를 버쩍 들고 있다.	등을 뒤로 젖히고 보행시 몸을 흔든다.	노소귀천을 막론하고 의젓해 보인다.(듬직)	보행시 앞을 수그리고 얌전하게 걷는다.
병적인 감정상태	조급한 생각	대인(對人) 경계심.	공포증	소심 및 심장불안증
위험증	요통, 토함, 홍문협착증	대변불통, 망음증(亡陰症)(발열, 설사)	관격(關格), 이질, 중풍	설사, 망안증(亡陽症)(발열, 다한)
건강의 표징	소변이 많음	대변이 순함	땀이 많음	음식 소화가 잘됨

체질별 식사 지도표

구 분	태음인	소음인	소양인	태양인
약한 장기형	심장 및 호흡기형	위장형	신장형	간장형
이로운 음 식	쇠고기, 배, 수박, 찹쌀, 잣, 감, 살구, 자두, 복숭아, 매실, 율무, 수수, 들깨, 열무, 무, 가지, 토란, 버섯, 더덕, 도라지, 고구마, 고사리, 시금치, 연근, 콩나물, 두부, 콩비지 잉어, 청어, 정어리, 미역, 김, 오징어, 다시마 검은설탕, 칡차, 두충차	대추, 귤, 멥쌀 생강, 냉이, 마늘 건대, 당근, 양배추, 부추, 쑥갓, 파, 겨자 염소, 꿩, 개, 참깨, 토끼, 노루, 뱀, 닭, 비둘기 멸치, 새우, 민어, 복어, 조기, 뱅어, 뱀장어, 가재미, 농어, 숭어, 쏘가리, 홍합, 미꾸라지 엿, 꿀, 인삼, 계피, 쌍화차	참외, 사과, 메론, 따기, 수박, 토마토 보리, 팥, 좁쌀, 녹두, 깨, 감자, 상추, 미나리, 오이, 배추 해삼, 전복, 자라, 복어, 은어, 가물치, 굴, 게 돼지고기, 오리	포도, 키위, 앵두, 모메밀, 다래 조개, 붕어, 문어, 오징어, 뱅어, 게, 새우, 해삼 솔잎차, 감잎차, 오가피차 단백하고 기름끼가 적고, 자극이 적은 야채류가 좋다.
해로운 음식과 지병의 관계	배추, 사과;기침, 설사 커피;심잠병, 위산과다, 간기능 저하 달걀;시력감퇴, 안질/피로,담석증, 사고력부진, 활당증세, 신경질 및 신경쇠약 닭고기;고혈압, 심장마비, 뇌일혈, 두드러기, 안면신경마비, 중풍 개고기, 염소고기;종기, 치질, 중풍, 전신이화감 돼지고기;감기, 기침, 신경통, 치질, 고혈압, 심장병	리, 팥, 녹두;설사, 소화불량 메밀국수, 배추;기침, 소화불량 쇠고기, 우유;감기, 기관지염, 맹장염 돼지고기;소화불량, 신장염 배, 수박, 오이;딸국질, 설사, 손발이 차짐 맥주;식욕감퇴, 설사	우유;소화불량, 복통, 설사, 변지, 두드러기 엿, 꿀, 개고기;몸이 더워지며 번열이 난다. 땅콩;두통, 피로	쇠고기, 설탕;안질 무;전신이화감 조기;소화불량 화학조미료; 두드러기, 불면증, 눈이 침침해짐, 심한 피로감

부 록 편

사상인 변증론
(四象人辨證論)

사상인 변증론은 이제마 선생의 《동의수세보원》에 있는 변증론으로서, 독자들이 쉽게 네 가지 체질의 특징과 차이를 인식하고 스스로 체질을 감별할 수 있도록 필자의 스승인 노정우 박사님의 풀이와 해설을 덧붙였다.

太少陰陽人 以今時目見 一縣萬人數 大略論之則 太
陰人五千人也 少陽人三千人也 少陰人二千人也 太陽
人數 絶少 一 縣中 或三四人 十餘人而已

풀 이

오늘날 태음·소음·태양·소양인을 인구비례로 구분해 보면 한 현의 인구를 1만 명으로 가정할 때 대략 태음인이 5천, 소양인이 3천, 소음인이 2천, 태양인은 극히 드물어 한 현을 통틀어 3~4명 내지 10여 명에 불과할 따름이다.

해 설

대체로 임상에서 사상체질의 수를 비례로 볼 때 태음인이 가장 많은 수를 차지하는 것은 동서양을 막론하고 마찬가지라 하겠다. 국내의 대부분의 임상가들이 보통 소음인이나 소양인의 수를 반 정도로 생각하고 있으나, 이는 한편으로는 일리가 있다고도 보지만 엄격히 따져보면 긍정하기가 어렵다.

태음인은 간이 실한 것을 생리적 특징으로 하고 있다. 따라서 사회 활동을 하는 데 무리를 많이 하는 체질이다. 일을 하나 맡으면 우직한 소처럼 끈기 있게 마무리하는 성격이니 항상 간이 피로하다.

간이 피로하면 정상적인 간의 생리력이 무너져 비장과 위장을 극하게 되고, 결국 소화기 질환과 정신적 질환을 앓게 된다.

따라서 간장에서 원인이 생긴 것을 모르고 단순히 위장질환을 보고 소화기가 약한 소음인으로 착각하기 쉬우며 또 노심초사와 과도

한 스트레스로 심장과 폐에 무리를 일으켜 온 조위승청탕 증이나 청
심연자음 증상을 소양인의 흉격열과 양격산화탕 증으로 보고 소양
인으로 착각하는 경우가 많다.

　그리고 태음인은 간이 강한 연고로 체질에 맞지 않는 약을 먹어도
부작용을 잘 모르는 경우가 많다.

　따라서 체질을 잘못 인식하고 그에 따른 처방을 내린다 하더라도
자신이 내린 체질 감별이 항상 옳다고 생각하는 경우가 많다.

　체질 감별은 100% 정확해야 하며 체질 감별에 정확성을 내리기
힘들면 처방을 내리지 않는 것이 의사의 양심일 것이다.

　이제마 선생은 병이 사람을 죽이는 것이 아니라 약이 사람을 죽이
기 때문에 약 한 첩을 내더라도 체질이 정확하지 않으면 삼가라고
하셨다.

　필자의 임상경험과 병력을 참작하여 결론을 내린다면 적어도
70%가 태음인이며, 소음인이 약 20%, 소양인이 약 10% 정도로
보는 것이 타당하다고 보나 이 문제는 사상체질 감별의 과학적 방법
을 찾아내는 것으로밖에 해결할 길이 없다고 생각한다.

太陽人 體形氣像 腦頸椎之起勢 盛壯而 腰圍之立勢 孤弱
少陽人 體形氣像 胸襟之包勢 盛壯而 膀胱之坐勢 孤弱
太陰人 體形氣像 腰圍之立勢 盛壯而 腦頸椎之起勢 孤弱
少陰人 體形氣像 膀胱之坐勢 盛壯而 胸襟之包勢 孤弱

풀이

태양인의 체형과 기상은 목덜미의 일어난 세가 웅장하고 허리둘레의 서 있는 자세가 호리호리하고 약하다. 소양인의 체형과 기상은 가슴둘레를 싸고 있는 형세가 웅장하고 볼기의 앉은 자세가 호리호리하고 약하다.

태음인의 체형과 기상은 허리둘레의 서 있는 자세가 웅장하고 목덜미의 일어난 세가 호리호리하고 약하다. 소음인의 체형과 기상은 볼기의 앉은 자세가 웅장하고 가슴둘레를 싸고 있는 형세가 호리호리하고 약하다.

해설

대체로 양체(陽體)인 태양·소양인은 상체가 실하고 하체가 약한 반면, 음체(陰體)에 속하는 태음·소양인은 하체가 실하고 상체가 약한 경우가 많다. 특히 태양인은 폐대(肺大)이므로 머리와 목덜미가 실하게 생겼고, 간소(肝小)이므로 허리 부위가 약하게 보인다.

또 소양인은 앞가슴이 실하고 볼기가 약하여 보행시 안정감이 적다. 이에 비해 태음인은 대체로 간대폐소(肝大肺小)하여 비만한 경우가 많아 허리둘레가 실한 데 비하여 머리나 등이 약한 경우가 많고, 소음인은 비소(脾小)하고 마른 편이며 앉은 자세는 실하나 가슴 둘레가 약하다.

특히 소양인은 전체에 비해 앞가슴이 실하고 보행시는 앞가슴을 펴 뒤로 젖힌 듯한 자세이며, 소음인은 머리와 가슴을 앞으로 숙인 자세로 걷는 경우가 많다.

太陽人 性質 長於疏通而 材幹 能於交遇
少陽人 性質 長於剛武而 材幹 能於事務
太陰人 性質 長於成就而 材幹 能於居處
少陰人 性質 長於端重而 材幹 能於黨與

풀이

태양인의 성질은 소통(疏通), 곧 언변이 뛰어나 조리 있고 설득력 있게 말하는 것이 장점이며, 교제하는 일에 능하다.

소양인의 성질은 굳세어 싸움에 강한 장점이 있고, 사무처리에 능하다. 태음인의 성질은 일을 성취시키는 데 장점이 있으며, 거처(居處)에 능하다.

소음인의 성질은 단정하고 진중한 면이 장점이며, 조직과 당여(黨與)에 능하다.

해설

태양인의 폐대(肺大)이므로 머리가 영특하고 과단성이 있어 천재와 영웅의 기질로 보고 있다. 생각과 언변에 조리가 있고 사람을 잘 설득시키는 소통의 능력을 지닌 반면, 때로는 재사다병지격(才士多病之格)으로 성격이 괴팍하고 독단적이며 기인을 자처하여 사교가 부족한 경우도 있다.

태음인은 거동이 무거워 매사에 앞장서서 나서는 일은 없으나 내음(內淫)한 면이 있어 실리를 따라 움직이고 거처를 다스림에 능하여 체력도 좋고 꾸준하여 사업 성취에 능하다.

소음인은 조용하고 단정하면서 매사에 소극적이라서 뜻이 있어도 발표를 못하며 우유부단할 뿐더러 지나치게 청탁을 가려 남을 포용할 아량이 부족하니, 지기(知己) 외에 사교 범위가 좁아 '꽁생원'이라는 말을 듣는 경우가 많다.

그러나 반면 치밀하고 모나지 않은 성품은 공동생활에 있어 인화의 장점이 되기도 한다. 소양인은 성품이 야무지고 예리하며 남에게 지기를 싫어하여 싸움이 잦으나 맡겨진 일을 민첩하게 처리하는, 사무에 능한 장기가 있다.

교제는 업신여김이 없어야 하며, 사무는 속임이 없어야 하고 거처는 서로 보호해 주는 것이며 당여는 서로 도와주는 것이다.

태양인과 소양인은 업신여김과 속임을 못 참으며, 태음인과 소음인은 서로 보호해 주고 도와주는 것을 좋아한다.

太陽人 體形 元不難辨而 人數稀 罕故最爲難辨也
其體形 腦頸頁之起勢 强旺 性質 疏通 又有果斷
其病噎膈反胃 解㑊證 亦自易辨而 病未至重險之前
別無大證 完若無病壯健人也
少陰人老人 亦有噎證 不可誤作 太陽人治

풀 이

　태양인의 체형은 원래 판별하기가 어려운 것이 아니라 다만 그 수가 매우 드물기 때문에 찾아보기 힘든 것이다. 그 체형은 목덜미가 두드러지게 웅장하며 타고난 설득력으로 사람을 이끄는 소통의 능력에 과단성까지 갖고 있다. 흔히 보이는 병으로 열격(흉문협착증으로 아침에 먹은 음식을 저녁에 토하거나 저녁에 먹은 음식을 아침에 토하는 증세), 반위(反胃), 해역증(解㑊證)(하체에 국한된 다발성신경염(多發性神經炎)으로 하지(정강이)가 아프고 저린 증세) 등이 있어 또한 판별해 내기 쉬우나 병이 중하고 위험한 지경에 이르기 전에는 별다른 뚜렷한 증세가 나타나지 않아 병이 없이 건강한 사람과 꼭 같아 보인다. 소음인 노인에게도 역시 열증(噎證)이 있으니, 태양인으로 착각하여 잘못 다스리는 일이 없도록 유의해야 한다.

해 설

　원래 태양인은 그 수가 매우 드물어 관심을 갖고 관찰하지 않으면 한 해에 한두 명을 찾아보기 힘들 정도이다. 이 태양인은 평소 모든 약에 민감하여 특이체질로 보이는 환자 가운데에서 가끔 발견되는 수가 있으며, 보통 채식을 주로 하고 동물성이나 기타 기름진 음식을 꺼리는 경향이 많다. 또 종종 비상한 두뇌로 뛰어난 연구나 발명에 기여하는 수가 있다.

제 5 절

太陽女 體形 壯實而 肝小脇窄 子宮不足 故 不能生産
以六蓄玩理而 太陽牡牛馬 體形壯實而 亦不能生産者
其理可推

풀 이

태양인 여자의 체형은 건장하고 충실하기는 하나 간이 작고 옆구리가 좁아 자궁이 부족하므로 생산을 하는 일이 드물다. 육축(六畜)을 가지고 그 이치를 따져보더라도 들암소나 들암은 체형이 건장하면서도 생산을 못하는 것이니 가히 미루어 알 수 있는 일이다.

해 설

사람의 생식기능은 족궐음간경(足厥陰肝經)의 영향 아래 있고, 간소(肝小) 하면 혈허(血虛) 하기 때문에 자궁이 이상이 따르게 마련이며, 따라서 자녀의 생산이 힘든 것이다.

제 6 절

少陽人 體形 上實下虛 胸實足輕 剽銳好勇而 人數亦
多 四象人中 最爲易辨

풀이

　소양인의 체형은 상체가 건장하고 하체가 허약하며 가슴은 충실
하고 발이 가볍다. 몸가짐이 날래고 야무지며, 용맹을 좋아하고 그
수 또한 많으니 사상인(四象人) 중 가장 변별하기 쉬운 체형이다.

해설　　　양 체형의 공통된 현상으로 소양인은 태양인과 마찬가
지로 위의 가슴이 실하고 아래의 볼기와 다리가 약하다. 행동은 민
첩하고 재빠르나 일면 성급한 면이 있어 그 걸음걸이가 안정되어 있
지 못하다. 표정은 늘 긴장되어 남을 경계하는 듯하고, 비실(脾實)
하므로 눈빛이 날카롭게 빛나며, 그 생김새는 크지 않고 세모나는
수가 많다. 대체로 안정된 거동을 갖지 못하여 한곳에 진중히 앉아
있지를 못한다. 음식은 참외, 오이, 냉수, 보리밥 등 성질이 찬 것을
즐긴다. 또 애성(哀性)이 촉급한 탓으로 사물을 이해하는 데 늘 비
판적이며, 불의를 참지 못하고 사리를 따지기 좋아하며, 날카로운
성격을 갖고 말이 많아 집회에서는 발언을 독점하려는 경향까지 있
어 종종 인화를 얻기 힘든 수도 있다.

少陽人 或有短小靜雅 外形 恰似少陰人者
觀其病勢寒熱 仔細執證 不可誤作少陰人治

풀 이

소양인 중에 간혹 키가 작고 성정이 고요하며 깔끔하여 외관상 소음인과 흡사한 사람이 있다. 따라서 그 병세와 한열(寒熱)을 자세히 살펴서 증세를 판단할 것이며, 그릇 소음인으로 인정하여 잘못 다스리는 일이 없도록 해야 한다.

해 설

소양인 중에 키가 작고 용모가 단아하여 외관상 소음인과 흡사한 사람이 있으나 이는 그 한열(寒熱)의 병증(病症)을 자세히 살펴보면 쉽게 판별된다. 그러나 병증(病症)의 한열(寒熱)로도 구분이 안 되는 때가 있으니 이때는 소양인의 피부가 희지 않고 눈빛이 예리하며 표정이 딱딱하고 앉을 때도 자리에 눕지 않으려 하며 배를 살피면 복근이 긴장되어 있기 쉬운 반면, 소음인은 얼굴빛이 대체로 희고 눈에 힘이 없으며 표정이 무기력하고 복진을 해보면 배에 힘이 없다는 점을 유의하여 살펴야 한다.

太陰少陰人 體形 或略相彷佛 難辨疑似而 觀其病證則 必無不辨

太陰人 虛汗 則完實也, 少陰人 虛汗 則大病也

太陰人 陽剛堅密 則大病也, 少陰人 陽剛堅密 則完實也

太陰人 有胸膈怔冲證也, 少陰人 有手足悗亂證也

太陰人 有目眥上引證 又有目睛內疼證也, 少陰人 則無此證也

太陰人 則無此太息呼吸也, 少陰人 平時呼吸 平均而 間有一太息呼吸也

太陰人瘧疾惡寒中 能飮冷水, 少陰人瘧疾惡寒中 不飮冷水

太陰人 脈長而緊, 少陰人 脈緩而弱

太陰人 肌肉 堅實, 少陰人 肌肉 浮軟

太陰人 容貌詞氣 起居有儀而修整正大, 少陰人 容貌詞氣 體任自然而簡 易小巧

풀이

　태음인과 소음인의 체형은 혹 서로 비슷한 데가 있어 의심쩍은 곳은 판단하기가 어려우나 그 증상을 자세히 살펴보면 반드시 판별하지 못할 것이 없다. 태음인이 허한(虛汗)이 있다면 이는 몸이 충실함을 말하며, 소음인이 허한(虛汗)이 있으면 이는 큰 병인 것이다. 태음인이 피모가 막혀 땀이 나오지 않으면 이는 큰 병이요, 소음인이 피모가 견밀하여 땀이 나오지 않으면 이는 몸이 충실한 것을 보여 준다. 태음인은 가슴이 뛰고 울렁거리는 중세가 있으며,

소음인은 걸음을 걸을 때 수족이 앞뒤로 힘없이 흔들려 보이는 문란증(統亂證)이 있다.

태음인은 눈초리가 위로 끌어당겨지는 증세가 있고, 또 눈망울이 쑤시는 증세가 있으나 소음인은 이 같은 증세가 없다.

소음인은 평시에 호흡이 고르나 간혹 한숨을 쉬는 일이 있고, 태음인은 이같이 한숨 쉬는 일이 없다. 태음인은 학질로 인한 오한에도 냉수를 마실 수 있으나, 소음인은 학질로 인한 오한에 냉수를 마시지 않는다. 태음인의 맥은 길고 힘이 있으며 소음인의 맥은 느리면서 약하다. 태음인은 살이 견실하고 두툼하나 소음인은 살이 부드럽고 연하다. 태음인은 용모가 의젓하고 언행이 진중하고 바르며 동작에 의범(儀範)이 있는 반면, 소음인은 용모와 말씨와 동작이 자연스럽고 간략하며 잔재주가 있다.

사상인의 체질 감별에 있어 태양인은 그 수가 극히 적어 찾아보기 힘들며, 소양인은 외모와 성격이 비교적 뚜렷하여 분별이 용이하다. 그러나 태음인과 소음인은 같은 음체에 속하여 서로 흡사한 점이 많아 양자를 변별하기 어려운 때가 있으니 이때는 병력과 상습증 및 음식의 기호를 따져 그 단서를 잡게 되는 것이다. 또 태음인의 성품은 좀 내음한 편인 데 비하여 소음인은 성품이 자연스러워 표정의 감춤이 적다.

태음인은 기능상 폐·대장·피부가 약한 '호소흡다(呼少吸多)'한 체질이니 배설 기능이 느려 둔하며, 또 폐와 더불어 심장의 혈액순환이 원활치 못하며, '심주한(心主汗)'으로 피부를 통한 발한(發汗)은 노폐물을 배설하는 데 큰 보탬이 된다. 그러므로 태음인으로서 식사중에 땀을 많이 흘리는 자는 대체로 무병하고 건강하다. 또

병이 호전될 때 없던 땀이 보이는 수가 많다.

소음인은 선천적으로 양허(陽虛)하여, 감기 치료 외에 땀을 흘리는 경우가 있으면 기운을 잃게 되어 눈이 꺼지는 것 같으며 곧 식욕을 잃게 된다. 특히 소음인의 자한(自汗), 도한(盜汗)은 크게 허한 때문이니 보익(補益)하지 않으면 안 된다.

태음인의 변비는 폐·대장이 탈이므로 병적이라 할 수 있으나, 소음인의 경우는 평소와 달리 변이 굳어 하루 이틀 건너며 음식의 소화가 잘 됨을 보여주며 이는 무병하며 길한 증후이다.

태음인은 눈초리가 위로 땅기는 증세나 눈동자가 속으로 아픈 안정피로(眼睛疲勞)가 자주 있고 또 정충증(怔忡證)도 흔히 볼 수 있다. 소음인은 소화 상태가 좋으면 늘 건강한 모습이나, 흔히 보행시에 손발을 힘없이 앞뒤로 흔들며 걷는 수족문란증이 있다. '사지(四肢)는 비위지말(脾胃之末)'이라 비위가 허하면 사지가 무력해지기 때문이다. 소음인은 호흡이 원활하지 못하여 앞가슴이 답답하고 공기가 폐에까지 미치지 못하는 듯한 느낌을 호소할 때가 있다.

대체로 태음인은 소음인에 비하여 마시는 물의 양이 많으며, 소음인이 물을 많이 마시면 건강 상태가 좋은 때이다. 그러므로 학질로 오한이 있을 때에도 태음인은 찬물을 많이 마시며, 소음인은 물을 별로 마시지 않는다.

태음인은 맥상이 길면서도 긴(緊) 하든가 또는 매끄러울 때가 많고, 소음인은 대체로 맥이 느리고 약하다. 용모와 품성으로 따져보면 태음인은 얼굴이 주형(舟形) 또는 타원형, 사각형이 많고 살은 두툼하고 견실한 듯하나 피부가 외부자극에 약하고 조직이 치밀하지 못하다. 생김새는 의젓하여 행동이 부드럽고 연하나 마른 편이며, 피부는 치밀하며 감촉이 매끄럽다. 또 태음인은 후각이 병적일 정도로 민감한 반면, 소음인은 후각은 둔하나 미각이 예민하여 음식의 맛을 분별하는 데 능하다.

少陰人 體形 矮短而 亦多有長大者 或有八九尺長大
者
太陰人 體形 長大而 亦或有六尺矮短者

풀 이

소음인의 체형은 키가 작은 편이나, 혹 키가 장대한 자도 많아
8.9척의 장신도 있으며, 태음인의 체형은 보통 장대한 편이나 혹 6
척의 단신도 있다.

해 설

여기서는 고서(古書)의 일반적인 예에 따르는 옛날의 주척(周尺)
을 기준하여 말한 것이다. 주척 1척은 오늘날 쓰여지는 1척의 8촌
(寸)에 해당하니 곧 24cm 정도이므로 여기의 8.9척은 오늘날의 6
척 4촌 내지 7척 2촌에 해당하고, 또 여기의 6.7척은 오늘날의 4척
8촌 내지 5척 6촌에 해당한다.

太陰人 恒有怯心 怯心寧靜則居之安 資之深而造於道
也
怯心益多則 放心桎梏而 物化之也
若 怯心 至於怕心則 大病作而 怔冲也 怔冲者 太陰
人病之重證也

풀 이

　태음인은 항상 조심성이 지나쳐 겁내는 마음이 있으니 이 겁내는
마음이 가라앉는다면 기거(起居)가 편안해지고, 이에 크게 힘입어
상도(常道)에 이르게 될 것이다. 그러나 겁내는 마음이 더욱 많아져
본연의 마음이 흩어져 있을 때에는 외물(外物)에 얽매이게 되어 변
화가 생길 것이다. 만약 겁내는 마음이 자라나 크게 두려워하는 마
음으로 되면 큰 병이 생겨서 정충증(怔忡症)에 이를 것이다. 정충증
(怔忡症)이란 태음인 병의 중증이다.

해 설

　태음인의 지나친 자존심과 안을 지키려는 고민 및 끝없는 물욕은
그 사람으로 하여금 현실생활에서 만족을 찾지 못하고 늘 걱정과 조
바심을 갖게 한다. 원래 체질적 소인으로 보더라도 폐소심약(肺小
心弱)한 이 체질은 다른 체질에 비하여 뇌신경이 약한 경향이 있는
데 이것이 심해지면 노이로제가 되며, 나아가 본심을 잃어 강박관념
증이나 신경분열증에도 이르는 수가 있으니, 원문에 질곡이물화지
(桎梏而物化之)라 한 것은 이 본심이 흩어질 때 외물(外物)의 허망

한 것이나 나쁜 기운에 얽매여 제정신을 잃게 됨을 뜻한다. 필자의
임상경험으로 보아 정신신경증 환자의 80% 이상이 태음인이니, 폐
소심약한 이 태음 체질이 다른 체질들에 비하여 뇌 신경계의 질환을
많이 앓는다는 것은 확실한 것 같다.

제 11 절

少陽人 恒有懼心 懼心寧靜則居之安 資之深而造於道
也
懼心益多則 放心桎梏而 物化之也
若 懼心 至於恐心則 大病作而 健忘也 健忘者 少陽人
病之險證也

풀이

소양인은 항상 두려워하는 마음이 있으니, 이 두려워하는 마음이
고요하게 가라앉는다면 기거(起居)가 편안해지고 이에 크게 힘입어
상도에 이르게 될 것이다. 그러나 두려워하는 마음이 더욱 많아져
본연의 마음이 흩어져 버리면 그때에는 외물(外物)에 얽매이게 되
어 변화가 생길 것이다. 만약 두려워하는 마음이 자라나 공포의 마
음에 이른다면 큰 병이 생겨서 건망증이 될 것이다. 건망증이란 소
양인 병의 위험한 증세인 것이다.

해설

경락학적으로 볼 때 뇌신경의 주관 경락은 수소음심경(手少陰心

經)인 바, 이것은 족소음경(足少陰經)과 연결되어 있기 때문에 신주
정(腎主精)으로 참작해야 한다.

제 12 절

> 少陰人　恒有不安定之心　不安定之心寧靜則　脾氣　卽
> 活也
> 太陽人　恒有急迫之心　急迫之心寧靜則　肝血　卽和也

풀이

소음인은 항상 안정되지 못한 마음이 있다. 이 불안정한 마음이
고요히 가라앉는다면 비기(脾氣)가 곧 살아날 것이다. 태양인은 항
상 급박한 마음을 가지고 있다. 이 급박한 마음이 고요하게 가라앉
는다면 간혈(肝血)이 곧 고르게 될 것이다.

해설

소음인은 이상이 높고 유약하며 우유부단하여 항상 일을 추진하
고 실천하는 힘이 뒤따르지 못하기 때문에 마음의 안정을 얻지 못하
며, 또 남이 한 일은 마음에 들지 않아 궁리와 망설임에서 날이 가
고 달이 바뀐다. 이러한 상태가 오래 지속되면 신경성 소화불량이나
궤양(潰瘍)이 따르게 되는데, 이는 소음의 비소이허(脾少而虛) 때
문이니 늘 생각을 넓게 갖고 매사에 적극성을 띠어야 한다.

태양인은 항상 앞으로 나가기만 하고 뒤로 물러설 줄 모르는 박력
과 성급한 마음이 있으므로, 늘 간소혈모(肝少血耗)하여 열격(噎

膈) · 반위증(反胃證) 등의 병이 생기기 쉽다.

제 13 절

풀 이

소음인에게는 인후병이 있으니 이 병은 매우 중하면서 더딘 병으로 등한히 생각해서 버려 두면 안 된다. 마땅히 삼계팔물탕을 써야 하며 혹 노루 간과 금사주(金蛇酒)를 쓰기도 한다.

해 설

소음인 인후병은 인후염 · 편도선염 등인 바, 이를 크게 나누면 외감(外感)으로 오는 것은 급성이고, 만성인 경우는 양허비허(陽虛脾虛)를 겸하여 오는 것인데, 전자는 음증(陰證)이 많고 후자는 허증(虛症)이므로 부양보비(扶陽補脾)하여 보익(補益)해야 한다.

제 14 절

太陽人　有八九日大便不通證　其病非殆證也　不必
疑惑而亦不可無藥
當用獼猴藤五加皮湯

풀 이

태양인에게는 8, 9일 동안 대변이 불통하는 증세가 있다. 그 병
은 예사로운 증세로 의심스럽게 여길 필요는 없지만 그렇다 해
서 약을 안 쓸 수는 없으니, 이에는 마땅히 미후등(다래와 등나
무 잎), 오가피탕을 써야 한다.

제 15 절

太陽人　小便旺多則　完實而無病
太陰人　汗液通暢則　完實而無病
少陽人　大便善通則　完實而無病
少陰人　飲食善化則　完實而無病

풀 이

태양인은 소변이 힘차게 나오며 양이 많으면 무병한 것이나
그 기본 생리가 대체로 호다흡소(呼多吸少)이기 때문에 소변이
시원치 못한 수가 많고, 태음인은 땀이 많고 시원하면 무병한 것
이나 그 기본 생리가 흡다호소(吸多呼少)이기 때문에 그렇지 못

할 염려가 많으며, 소양인은 대변이 잘 통하면 무병하나 그 기본 생리가 납다출소(納多出少)이기 때문에 위열(胃熱)이 있어 대변이 부드럽지 못한 경우가 많으며, 소음인은 음식의 소화가 용이하면 무병한 것이나 대체로 그 기본 생리가 출다납소(出多納少)이기 때문에 소화가 어려운 것이다.

제 16 절

太陽人 噎膈則 胃脘之上焦 散豁如風
太陰人 痢病則 小腸之中焦 窒塞如霧
少陽人 大便不通則 胸膈   必如烈火
少陰人 泄瀉不止則 臍下   必如氷冷

풀이

태양인에 열격(噎膈)증이 있으면 위완(胃脘)의 상초(上焦)가 열려 마치 바람이 흩어져 나오는 것 같고, 태음인이 이질에 걸리면 소장의 중초(中焦)가 막힌 것이 마치 안개가 낀 것 같으며, 소양인에 대변이 불통하면 가슴이 마치 열화(烈火)처럼 더워지고, 소음인이 설사를 계속하면 배꼽 밑이 반드시 얼음처럼 차가워진다. 그러므로 그 체질을 분명히 알고 또 그 증세를 명확히 판단하면 약을 쓰는 데 있어서 가히 의심할 바가 없을 것이다.

해설

태양인의 열격에 따르는 증상은 폐화(肺火)가 지나치게 왕성하기 때문이며, 태음인의 이질에 따르는 증상은 폐화가 지나치게 항진 (亢進)한 때문이고, 소양인의 변비에 따르는 증상은 비위(脾胃)의 화가 지나치게 왕성하기 때문이며, 소음인의 설사에 따르는 증상은 양허(陽虛)로 인한 명문화쇠(命門火衰)로 기가 내려 꺼지기 때문인 것이다.

제 17 절

明知其人而　又明知其證則　應用之藥　必無可疑
人物形容　仔細商量　再三推移　如有迷惑則　參互病證
明見無疑　然後　可以用藥
最不可經忽而　一貼藥　誤投重病險證　一貼藥　必殺人

풀이

사람의 생김새와 체질을 자세히 헤아리고 재삼 추리해 보아 의문이 있을 때는 다시금 병증을 참작하고 분석하여 확실히 의심이 없어진 연후에야 비로소 약을 쓸 수 있을 것이다. 중병이나 험증(險證)에는 한 첩의 약이라도 잘못 쓰는 일이 있으면 그 한 첩의 약이 반드시 사람을 죽인다.

제 18 절

華佗曰 養生之術 每欲小勞 但莫大疲

풀이

화타가 이르기를, 사람의 삶을 북돋워 주는 양생의 방법은 매양 몸을 적게 수고롭게 하여 크게 피로한 것을 막는 데 있다.

해설

특히 중년 이후 심신의 과로는 모든 질병을 유발하는 계기가 되니, 예나 지금이나 피로를 피하는 것이 익명장수(益命長壽)의 지름길임에 틀림없다.

제 19 절

有一老人曰 人可日再食而 不四五食也 又不可旣食後 添食 如此則 必無不壽

풀이

또 어떤 노인이 말하기를, 사람이 하루에 두 번씩 먹는 것은 좋으나 네 번 다섯 번씩 먹어서는 안 되며, 또 이미 먹은 뒤에 더 먹는 것은 피해야 한다. 이같이 하면 수(壽)하지 못할 리가 없을 것이다.

근저 높아진 경제생활과 영양으로 일반적인 식생활이 영양 과잉의 경향을 보이고 있다. 그러나 장수촌의 연구조사를 살펴보면 소식(小食), 즉 저칼로리 식생활이 장수의 필수조건임을 알 수 있다.

제 20 절

余足之曰 太陰人 察於外而 恒寧靜怯心
少陽人 察於內而 恒寧靜懼心
太陽人 退一步而 恒寧靜急迫之心
少陰人 進一步而 恒寧靜不安定之心
如此則 必無不壽

풀 이

내(東武)가 덧붙여 말하노니, 태음인은 항상 밖을 살펴 겁내는 마음을 가라앉혀야 하며, 소양인은 항상 안을 살펴 두려워하는 마음을 가라앉혀야 하고, 태양인은 항상 한 걸음 물러서면서 급박한 마음을 가라앉혀야 하며, 소음인은 항상 한 걸음 앞으로 나아가 불안정한 마음을 가라앉혀야 한다. 이와 같이 한다면 반드시 수(壽)하지 못할 리가 없다.

해 설

건강 유지와 수명은 그 사람의 희로애락의 조절과 중화(中和)에 있다. 그러나 사람마다 타고난 네 가지 장부의 편중은 어쩔 수 없는 것이다. 자율적인 극기가 따라야 함은 인간의 당위의 길이요 의무인 것이다. 이 절(節)은 따라서 사상인 각자가 성정의 차이에 따라 바른 행동을 할 수 있는 길을 보여 준 것이다. 일상생활에서 태음인은 지나친 내향성과 겁먹는 마음을 경계해야 하고, 소양인은 지나친 외향성과 두려워하는 마음을 경계해야 하며, 태양인은 지나친 적극성과 급하게 서두르는 마음을 경계해야 하며, 소음인은 지나친 소극성과 불안한 마음을 경계해야 한다.

제 21 절

又曰 太陽人 恒戒怒心哀心
少陽人 恒戒哀心怒心
太陰人 恒戒樂心喜心
少陰人 恒戒喜心樂心
如此則 必無不壽

풀 이

또 말하노니 태양인은 항상 분노하는 마음과 슬퍼하는 마음을 경계하고, 소양인은 항상 슬퍼하는 마음과 분노하는 마음을 경계해야 하며, 태음인은 항상 즐거워하는 마음과 기뻐하는 마음을 경계해야 하고, 소음인은 항상 기뻐하는 마음과 즐거워하는 마음을 경계해야 하니, 이같이 한다면 반드시 수(壽)하지 않을 리가 없는 것이다.

大舜 自耕稼陶漁 無非取諸人以爲善
夫子曰 三人行 必有我師
以此觀之則 天下衆人之才能 聖人 必博學審問而兼之
故 大而化也
太少陰陽人 識見才局 各有所長 文筆射御 歌舞揖讓
以至於博奕小技 細鎖動作
凡百做造 面面不同 皆異其妙 儘乎衆人才能之浩多於
造化中也

풀이

순(舜) 임금은 몸소 밭을 갈고 질그릇을 굽고 고기잡이하는 일을
모두 다른 사람에게 배웠으나 잘하지 못한 것이 없었으며, 또 공자
는 말하기를 세 사람이 길을 가면 그 중에 반드시 나의 스승이 있다
하였으니, 이로 보아 성인도 천하의 많은 사람들의 재능을 널리 배
우고 자세히 물어 이를 겸했으므로 그 덕이 천하를 교화시켰던 것을
알 수 있다.

태(太)·소(少)·음(陰)·양(陽)인은 식견과 재국(才局)에 있어
각각 장점이 있으니, 문필·사어(射御)·가무·읍양(揖讓)으로부
터, 심지어는 바둑이나 장기 같은 잔재주와 세심한 동작에 이르기까
지 온갖 재주가 사람에 따라 서로 같지 아니하여 묘리(妙理)를 달리
하고 있으니, 많은 사람들이 넓고도 다양한 재능이 조화를 이루어
펼쳐져 있는 것이다.

옛날 순(舜) 같은 지덕을 겸비한 큰 임금도 어릴 적에 사소한 것까지 비천한 백성들에게 배워 익혀서 비로소 크게 이룰 수 있었던 것이다. 이와 같이 대성(大成)에 있어도 그 산지식의 근본이 뭇사람의 재능에서 비롯했듯이, 사람의 지식이란 박학심문(博學審問)함으로써 비로소 갖출 수 있는 것이다. 태(太), 소(少), 음(陰), 양(陽)인의 식견과 재능이 각기 다른 장기를 지녀 사람들의 얼굴이 서로 다르듯이, 그 식견과 재능도 사람마다 서로 달라 끝이 없는 것은 우주조화의 섭리라 하겠다.

제 23 절

靈樞書中 有太少陰陽五行人論而 略得外形 未得臟理
蓋太少陰陽人 早有古昔之見而 未盡精究也

〈영추서(靈樞書)〉 속에 태음인·소양인·태양인·소양인·음양화평인(陰痒和平人) 등 오행인론이 있다. 그러나 이는 외형만을 간략히 얻은 것일 뿐, 장부(臟腑)의 이치는 얻지 못한 것이다. 대개 태소음양인에 대하여 일찍이 옛날에도 연구된 바 있었지만 모두 정밀한 것은 못 되었다.

萬室之邑一人陶則器不足也 百家之村一人醫則活人不足也
必廣明醫學家家知醫 人人之病然後 可以壽世保元

풀이

만호(萬戶)의 고을에 한 사람만이 그릇을 굽는다면 그릇이 부족할 것이요, 백 집이 있는 마을에 의원이 한 사람뿐이라면 병자를 살리기에 부족할 것이니, 반드시 의학을 널리 펴고 밝힘으로써 집집마다 의술을 알고 사람마다 병을 알게 된 후에야 가히 세상 사람들이 수(壽)를 누리고 건강을 보전하게 될 것이다.

해설

의학 지식을 널리 보급시켜 누구나 의학을 이해하고 자기의 건강관리와 병리를 알게 될 때 비로소 의학지식의 보편화와 대중화가 이루어졌다고 할 수 있다는 동무(東武)의 활인활생(活人滑生)을 위한 이상의 일단을 보여 준 절이다.

의학의 기초적 원리만 이해하게 되면, 이 사상의학은 복잡한 전문지식을 공부하지 않아도 현실화될 수 있는 요소를 다분히 갖고 있다고 보겠다.